DE LA SANTÉ

DES GENS

DE LETTRES.

DE LA SANTÉ DES GENS DE LETTRES,

PAR MR. TISSOT,

D. en Médecine,

De la Soc. Roy. des Scienc. de LONDRES, de l'Acad. Méd. Phyf. de BASLE, de la Soc. Oeconom. de BERNE.

SECONDE ÉDITION AUGMENTÉE.

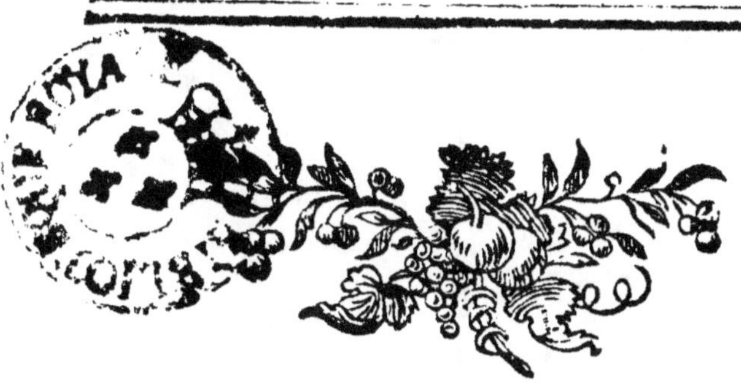

A LAUSANNE,
Chez FRANÇ. GRASSET & Comp.
Libraires & Imprimeurs.

M. D. CCLXIX.

PRÉFACE.

JE n'avois jamais pensé à donner cette dissertation en François : j'avois même détourné MM. Didot & Grasset de faire imprimer les traductions qu'on leur en avoit offert ; outre les défauts de l'ouvrage, en lui-même, que je me proposois de corriger dans une nouvelle édition latine, sa forme oratoire me paroissoit exiger qu'il restât dans cette langue qui est, ou devroit-être, celle des hommes auxquels il étoit destiné. J'ai été forcé à changer de plan, & une traduction détestable qu'on en fit à Paris (a), me mit dans la nécessité, il y a

____

(a) *Avis aux Gens de Lettres & aux personnes sédentaires sur leur santé*, traduit du latin de M. Tissot Médecin, à Paris chez J. Th. Hérissant fils. Il est inutile de réiterer ici ce

* 3

quinze mois, de le faire réimprimer sous mes yeux, pour me soustraire à la honte d'avoir fait un aussi mauvais livre que celui qu'on publioit sous mon nom, & qui n'est point le mien, quoique le traducteur ait cherché à le persuader au public.

Je ne me proposai d'abord que de la corriger sur l'original, & d'en faire simplement une traduction fidele, mais cela a été impossible, & étant obligé de la refondre, je me déterminai à y insérer toutes les corrections & toutes les additions que j'avois destinées à la nouvelle édition latine; & j'en fis un ouvrage presque neuf (a), mais qui se ressent

que j'ai dit de cette informe production, dans ma précédente édition; j'espere qu'elle est ignorée aujourd'hui & qu'il n'en existe plus que bien peu d'exemplaires.

(*a*) Cette traduction parut au mois d'Avril 1768, la datte de la Préface est du 8 Avril.

*malheureusement beaucoup de la préci-
pitation avec laquelle les circonstances
m'obligerent de le travailler, & qui m'a
fourni une nouvelle preuve de la vérité
de ce que disoit le Cardinal Du Per-
ron, qu'on juge mieux des défauts
d'un ouvrage quand il est imprimé que
pendant qu'il est encore manuscript, &
qu'il seroit à souhaiter qu'on fit toujours
une édition préliminaire pour l'Auteur
& un petit nombre de ses amis.*

*L'accueil que lui a fait le public &
le jugement qu'en ont porté des journa-
listes dont je prise infiniment le suffrage
m'ont engagé à revoir celle - ci avec un
nouveau soin, & je l'ai augmentée de
quelques observations dont les unes font*

L'original latin avoit paru au mois d'Avril 1766,
sous le titre de *Sermo Academicus de litterato-
rum valetudine*, 8°.; il est réimprimé à *Francf.*

nouvelles, les autres m'avoient écha-

pés (a).

Quoique l'on ait déja un grand nom-

bre d'ouvrages sur la santé des Gens

de Lettres, j'ose dire que la matiere

(a) Ces additions font affez confidérables pour la rendre fort fupérieure à la précédente qui vient d'étre réimprimée à Paris avec la traduction de quelques autres petits ouvrages que j'avois publiés il y a plufieurs années , & qui fe réimpriment actuellement ici en Latin , avec des augmentations très confidérables. Le titre du recueil de Paris eft *Traités fur différents objets de Médecine par M. Tiffot, ouvrage traduit du latin avec un difcours préliminaire fur chaque maladie, par M. B. aggrégé en l'Univerfité d'Aix,* 12. 2 *vol.* 1769. L'infériorité des pieces qu'il renferme à ce qu'elles feront dans les éditions qui vont fortir de preffe ici , eft une preuve qu'il feroit fort à fouhaiter qu'on voulut bien laiffer aux Auteurs vivants le foin de leurs ouvrages. Il eft bien permis fans doute à toutes les nations de s'approprier les bons ouvrages qui paroiffent dans d'autres langues , mais quand un Auteur écrit dans une langue vivante, les Auteurs de la nation qui la parlent pourroient s'en fier à lui du foin de multiplier , corriger, augmenter fon ouvrage , & il y a beaucoup de nations où cette maxime. eft fi bien recue qu'on ne penfe pas même qu'on put s'en écarter. Si ce même Auteur écrit d'autres ouvrages en latin , c'eft qu'il a cru que ces

étoit presqu'encore neuve , quand je l'ai traitée , & je souhaite que les bons juges ne la trouvent plus tout à fait telle après avoir lu cette dissertation. Celle de RAMAZZINI *sur le même objet , & sur - tout quelques articles d'une de feu* M. PLATNER, *sont presque les seules dans lesquelles on trouve*

ouvrages devoient être en latin & l'on pourroit encore s'en rapporter à lui. Les petits ouvrages qu'on vient de traduire sont dans ce cas, ils ne peuvent être utiles qu'à des Médecins , ils sont dangereux entre les mains de ceux qui ne le sont pas, & il seroit fâcheux qu'il existât dans quelque pays du monde des Médecins qui ne pussent pas lire un ouvrage de Médecine écrit en latin.

Ainsi en remerciant bien sincérement tous les Auteurs Français qui m'ont fait l'honneur de faire réimprimer, d'augmenter, d'enrichir de notes , d'éclaircir, de commenter mes ouvrages, & sur-tout le traducteur & l'éditeur de ce dernier recueil aux éloges & aux procedés honêtes duquel je suis extrêmement sensible, j'ose declarer que je crois qu'il eut été beaucoup plus avantageux pour le public que ces Messieurs travaillassent par eux-mêmes & publiassent leurs propres ouvrages. Je regrette le tems qu'ils ont employé à s'occuper des miens.

Je vois aussi que M. BALDINGER Profes-

la matiere envisagée sous quelques uns de ses vrais points de vuë: mais M. RAMAZZINI n'en avoit point saisi le plus grand nombre, & M. PLATNER qui auroit sans doute épuisé cette matiere s'il s'en étoit occupé, ne l'avoit considérée pour ainsi dire qu'en passant; c'est cependant l'Auteur qui, jusques à

---

seur en Médecine à Iene & célebre par ses propres travaux vient de faire réimprimer tous mes ouvrages latins, sous le titre *d'Opuscula Medica, Leipsick* 1769. dont le premier volume, le seul qui ait paru, renferme le traité *de febribus* & *De morbis ex masturbatione*. Je suis très flatté d'avoir un éditeur de ce mérite & très glorieux des éloges qu'il veut bien me donner dans l'Epitre Dédicatoire à mon ami M. ZIMMERMAN, mais je n'en ai pas moins de regret à voir multiplier ces ouvrages dans leur premier état d'imperfection & fort inférieurs à ce qu'ils sont dans les éditions qui vont sortir des presses de cette ville, & en général on doit toujours préférer les éditions publiées par les auteurs eux-mêmes.

Je ne parle comme on le pensera aisément que des ouvrages latins & français. Cette dissertation a été traduite en Anglois par Mr. KIRKPATRICK, en Italien par Mr. ASTIERI Médecin de Milan, & en Allemand, mais j'ignore par qui.

préfent, l'avoit le mieux vuë. Le gros volume que feu M. PUJATI, célebre Profeſſeur à Padoue, dont on a d'ailleurs d'excellents ouvrages, a publié fur cet intéreſſant fujet, n'eſt qu'une pure compilation de diétetique générale, fans aucune vuë relative à l'état des Gens de Lettres, & fans aucune obſervation neuve (a).

J'ai tâché de faire faifir toutes les circonſtances particulieres relatives à la fanté, qui différencient l'état des Savans de celui des autres ordres de la focieté, & j'en ai expliqué les effets le plus clairement qu'il m'a été poſſible; j'ai fini par donner les directions qui m'ont paru les plus propres à diminuer les dangers d'un genre de vie qui ne

---

(a) *Della preſervazione della falute de' Letterati. Venez.* 1762.

sera jamais aussi salutaire qu'il seroit à souhaiter, & je serai bien satisfait si cette respectable partie des hommes, qui se consacre à l'instruction des autres, trouve ici quelques conseils dont l'observance puisse diminuer les maux auxquels leur vocation les expose. Ils pourroient eux-mêmes contribuer à perfectionner cet ouvrage, s'ils vouloient bien me communiquer les observations importantes qu'ils peuvent avoir faits sur leur propre état.

L'on ne trouvera rien de nouveau dans la partie diététique ; presque tous les conseils que j'y donne se trouvent dans tous les Auteurs qui ont écrit sur les moyens de conserver la santé : mais si l'on se rend illustre en publiant des vérités nouvelles, on se rend utile en mettant celles qui sont connues entre les mains des personnes auxquelles elles sont néceffaires, & l'un vaut bien l'autre.

J'ai confervé les citations, quoiqu'on les banniffe tous les jours des ouvrages françois, parce qu'elles me paroiffent utiles. Les Auteurs qui épuifent leurs fujets & ne laiffent plus rien à dire à leurs fucceffeurs peuvent s'en paffer; leurs ouvrages font des édifices achevés auxquels on ne retouchera jamais; ce n'eft malheureufement point mon cas ni celui de bien d'autres, & alors il me femble qu'on doit citer, pour faciliter à ceux qui reprendront le même travail, la découverte des fources où ils peuvent puifer. Je ne l'ai point fait dans les ouvrages qui ne font que le réfultat de mes propres obfervations, mais quand on fe fert de celles des *autres, il n'y a point de mal à leur en faire hommage par quelques lettres placées au bas de chaque page où elles ne font de tort à personne.*

A Laufanne le 8 Juillet 1769.

A V I S.

LEs Libraires souffignés avertiffent le Public que cette feconde édition originale, corrigée & augmentée, eft abfolument la feule que l'Auteur approuve, & que l'on doit regarder comme contrefaits & fautifs tous les exemplaires qui ne feront pas fignés de la maniere fuivante

François Grasset et Comp.

AVIS DES LIBRAIRES ÉDITEURS.

Nous offrons au Public une seconde édition de cet ouvrage, que nous tenons directement de la générosité de son célèbre Auteur. Nous nous flattons que l'on sera content de la maniere dont il est exécuté, ainsi que de la modicité du prix.

Les Libraires, Imprimeurs & généralement toutes les personnes qui voudront se procurer les éditions originales des ouvrages de Mr. le Professeur Tissot, peuvent s'adresser à nous directement, & on en trouvera le Catalogue à la fin de ce volume. Nous ferons aux uns & aux autres toutes les facilités qui pourront dépendre de nous.

FRANÇ. GRASSET & *Comp.*

DE LA

DE LA SANTÉ

DES

GENS DE LETTRES

ET DES

VALÉTUDINAIRES.

§. I. Appellé, Messieurs, à introduire dans cette Académie une science qui, jusques à présent, n'y avoit point eu de Professeur, je m'étois d'abord proposé de vous entretenir aujourd'hui des rapports qu'elle a avec celles qu'on y enseigne depuis plusieurs siecles avec tant d'éclat, & de développer tous les secours qu'elle en tire, tous ceux qu'elle leur fournit.

Il m'eut été bien doux de déclarer pu-

A

bliquement combien de chofes importantes elle emprunte de la Religion. J'aurois aimé à confondre ces vils impofteurs,
qui ofent noircir celle des Médecins. Je
me ferois plû à prouver combien de lu-
mieres porte à fon tour dans la Religion
une fcience, qui toute occupée de l'examen de la plus parfaite des créatures, tire
du méchanifme admirable de l'homme
fain, & de la guérifon plus admirable
peut-être encore de l'homme malade, des
démonftrations fans replique de l'exiften-
ce & de la fageffe infinie du Créateur.
Suppofons les hommes plongés dans l'ou-
bli de la Divinité, les Médecins les rap-
pelleront bientôt aux notions fublimes
que leur fcience leur donnera de cet Etre
immortel, dont perfonne, s'il m'eft permis de le dire, n'a parlé avec plus de
juftefle & de grandeur qu'eux.

Quelle foule d'Auteurs j'aurois à citer
ici, fi je voulois les citer tous! Mais
pourrois-je omettre HIPPOCRATE,

le pere de la vraye Médecine, qui le premier des écrivains a foutenu que le hazard eft un néant, & que tous les événemens qu'on nomme *fortuits*, font dirigés par la volonté du Très-Haut (*a*).

(*a*) Si la Religion d'HIPPOCRATE a été attaquée fans aucune raifon, elle a auffi été défendue avec beaucoup de force. Jean STEPHANO, Médecin de Venife, publia, en 1638, à Venife, un petit ouvrage très - intéreffant, intitulé HIPPOCRATIS COI *Theologia*, dans lequel il prouve l'accord des dogmes de ce Médecin, & de ceux de PLATON, ARISTOTE & GALIEN avec la religion chrétienne; & M. DRELINCOURT donna en 1688. une harangue grecque, qu'on a traduit en françois fur le méme fujet. Il eft vrai que M. GRUNDLING, Profeffeur à Halle, publia, en allemand, au commencement de ce fiecle, fous le titre de *Loifirs*, un Recueil de Differtations, dont l'une étoit intitulée HIPPOCRATE *Athée*, mais M. GOELIKE dans une harangue & enfuite dans fon hiftoire de la médecine, M. TRILLER dans une Differtation latine (HIPPOCRATE *fauffement accufé d'athéifme*) qui vient d'être réimprimée avec des augmentations confidérables, dans le recueil de fes opufcules ; M. J. LE CLERC dans fa bibl. anc. & moderne t. 15. p. 428. ; M. J. A. SCHMID dans une differtation imprimée à *Helmftad* (*Théologie d'Hippocrate*). M. FABRI dans quelques remarques du 13me

GALIEN, qu'on place à côté d'HIP-POCRATE, & qui a prouvé fort au long, que les seules merveilles du pouce de l'homme démontrent qu'il y a un Dieu, & qui appelle son livre, *sur l'usage des parties du corps humain*, un monument érigé à la gloire de cet Etre (*a*).

tome de sa bibliothéque grecque, & surtout M. *El. Fred.* HEISTER dans un petit ouvrage sur cette matiere, intitulé *Apologia pro Medicis*, 8°. *Amsterd.* 1736., ont si bien prouvé la futilité des imputations odieuses contre la doctrine d'HIPPOCRATE qu'il n'est permis à personne d'en revoquer en doute la pureté. Partout où il a occasion de parler de quelque chose qui ait rapport à la Divinité, il en parle en homme qui est rempli du plus profond respect pour elle. Et qui pourroit en être plus convaincu & plus rempli que les Médecins? ils la voyent par-tout, & les merveilles de ses œuvres tombent à chaque instant sous leurs sens. On pourroit peut-être dire que les Théologiens en differtent, & que les Médecins la contemplent.

(*a*) GALIEN ne témoigne pas moins de religion qu'HIPPOCRATE; & si l'on trouve dans un de ses ouvrages deux passages dont l'un accuse le christianisme d'être denué de preuves, & l'autre tourne en ridicule l'attachement des premiers chrétiens à leur doctrine, cela ne prouve point que GALIEN fut un impie, mais seulement qu'il n'etoit pas chrétien.

POLYCHRESTE, à qui fa grande pieté fit donner le furnom glorieux de *très-ami de Dieu* (*a*). BOYLE qui a lui-même écrit de fi belles chofes, & qui par une pieufe fondation, à laquelle il a laiffé de grands revenus, a voué, pour tous les fiecles, les plus habiles gens d'Angle-terre à la défenfe de la religion tant naturelle que revélée, contre les infidèles & les incrédules; SYDENHAM, fon ami, & l'Hippocrate moderne; l'immortel LOCKE; le grand BOERHAAVE; le célébre HOFMAN, homme véritable-ment pieux, quoiqu'il ne fut pas abfolu-ment exempt de quelques reftes de fuperf-tition; & pour parler de nos contempo-rains M. TRALLES, qui a refuté fi victorieufement les fophifmes de LA METTRIE (*b*); M. DE HALLER, qui dans un difcours où l'on retrouve

---

(*a*) ΘΕΟΦΙΛΕΣΤΑΤΟΣ.
(*b*) *Anima humana*, &c.

cette force qui caractèrise tous ſes ouvrages, a diſcuté les principes & les ſuites
funeſtes de l'irreligion, & les a oppoſés
aux vérités fondamentales & aux heureux
effets du chriſtianiſme (*a*). Il eſt vrai
que plus les Médecins ſont éclairés, plus
ils ſe refuſent à la ſuperſtition & à toutes
ſes pratiques, aux extravagantes rêveries
du peuple de tous les ordres, aux délires d'une imagination déréglée que chaque Docteur propoſe comme la régle du
vrai, parce que c'eſt ſon opinion ; ils
rient de ces fantômes qu'on veut ſubſti-
tuer à la vérité, ils refuſent d'embraſſer
l'ombre au lieu du corps ; de là ces cla-
meurs, ces accuſations, ces invectives,
ces calomnies atroces dont on accable toujours ceux qui fourniſſent le moins de
priſe à la médiſance.

Je me ſerois occupé agréablement à dé-

(*a*) *Diſcours ſur l'irreligion* à Neufchâtel
1755.

velopper cette union étroite, cette parfaite enchaînure, cette dépendance réciproque qu'il y a entre la science des mœurs
& celle de la santé, & j'aurois couru
cette carrière avec d'autant plus d'affuran-
ce qu'elle a été frayée par les deux plus
grands maîtres HIPPOCRATE & GA-
LIEN. Le premier dans fon petit traité
de la diette ne s'applique prefque qu'à
établir l'égalité des ames de tous les hommes, & prétend trouver tous les degrés
de leur fageffe, ou de leur folie dans
ceux de leur tempérance ou de leur intempérance.

Le fecond a fait voir avec fuccès l'influence des divers états du corps fur les
facultés de l'ame. Il y a plus de feize fié-
cles qu'il prioit les *Philofophes*, qui font
chargés de l'éducation de la jeuneffe, de
lui remettre ceux qui feroient déréglés
dans leurs mœurs. " Que ceux qui ont
„ de la peine à croire que la nourriture
„ puiffe rendre les uns plus moderés, les

,, autres plus diſſolus, d'autres inconti-
,, nens, pluſieurs ſobres, entreprenans,
,, timides, doux, modeſtes, hargneux,
,, viennent à moi, pour apprendre ce
,, qu'il leur convient de manger & de
,, boire; ils ſe ſentiront plus propres à
,, la Philoſophie morale & plus capables
,, de perfectionner les facultés d'une ame
,, raiſonnable, quand j'aurai par ce mo-
,, yen fortifié leur pénétration & leur
,, mémoire, que je les aurai rendus plus
,, ſtudieux & plus ſages. Car outre ce
,, qui regarde les alimens & la boiſſon,
,, je les inſtruirai de l'influence des vents,
,, de la température de l'air qui nous en-
,, vironne, des lieux qu'il faut préférer
,, & de ceux qu'on doit éviter (a) ".

Avec quelque étendue que j'euſſe traité
la matiere, je n'aurois point épuiſé tout
ce que le droit & la médecine ont de

(a) Livre *quod animi mores*, *corporis tem-*
peramenta ſequantur. cap. 3. Charterius tom. 5.
p. 457.

commun. Le Législateur veut-il donner des loix ? Le Juge, assis sur son tribunal, la balance de Thémis à la main, veut-il décider des questions de droit civil, de droit criminel, ou de droit ecclésiastique, il rencontre une infinité de cas où il a besoin de nos principes, & de cette branche étendue de la médecine qu'on nomme *Médecine du Barreau.*

Il faudroit parcourir la plus grande partie de la Physique, si l'on vouloit indiquer toutes les parties qui lui sont communes avec la médecine. Les premiers Sages, qui s'occuperent de la contemplation de la nature, s'occuperent aussi de la guérison des maladies, & PYTHAGORE, EMPEDOCLES, DEMOCRITE, &c. réunirent les plus belles connoissances de la physique & de la médecine. Ce fut HIPPOCRATE qui sépara le premier ces deux sciences, non pour les desunir à jamais, mais pour réduire en parties un corps immense de doctrine, qu'un feul homme ne pouvoit pas cultiver tout entier; & qui fuffifoit pour en occuper plufieurs, fans oublier cependant que ce font des membres qui appartiennent naturellement au même Tout.

La partie de ce Tout qui s'occupe du corps, entant que corps, a confervé le nom de Phyfique, tandis que les autres ont reçu des noms particuliers relatifs aux diverfes efpeces de corps qu'elles contemplent. Le corps humain eft l'objet de la Médecine. Et qu'eft-ce que la Médecine fans la Phyfique? quiconque ignore les forces & les propriétés des corps & les loix du mouvement, n'apprendra jamais l'art de guérir; les Profeffeurs en Médecine ne fe chargent point de pareils Eleves. Mais fi la Médecine doit beaucoup à la Phyfique, elle lui rend auffi beaucoup. Et combien ne l'ont pas enrichie les Médecins? C'eft G I L B E R T, Médecin Anglois, qui a le premier bien expofé les phénomènes électriques : BOY-LE, Dr. d'Oxfort, a rendu plus de fer-vices à la Phyfique qu'aucun autre Savant ; BOERHAAVE, par fes expériences fur les élemens lui a fait prendre une face nouvelle : &, pour n'en pas nommer davantage, le célébre MUS-CHEMBROEK, que tous les Phyficiens regardent unanimément comme leur Coryphée, avoit commencé fa réputation par des ouvrages de pratique.

Il y a une liaifon moins marquée entre l'écude de la Médecine & celle des langues, de l'hiftoire, de la litterature ; il y en a cependant une réelle. Quel Médecin n'auroit pas honte d'ignorer l'hiftoire & les belles lettres ? Quel eft celui qui ne fe fait pas un plaifir de lire les Peres de la Médecine dans leur langue ? & qui ne regrette pas d'ignorer celle des Docteurs Arabes dont on n'a jufques à préfent que de mauvaifes traductions.

La Médecine à fon tour fournit des

fecours à ces Sciences. L'hiſtoire a des obſcurités que la Médecine ſeule peut éclairer. CELSE, que liſent jour & nuit ceux qui déſirent de parler un latin élégant & pur, eſt un des Médecins les plus illuſtres de l'antiquité. PLINE n'a pas pratiqué la Médecine, mais il l'a ſçue, il n'a preſque travaillé que pour elle, & c'eſt de ſon ouvrage qu'on a dit, à bien juſte titre, qu'on n'y trouvoit pas ſeulement des ſecours pour la latinité, comme dans les autres Auteurs, mais qu'il la renfermoit toute entiere. ARETÉE, que nous reſpectons comme un grand maître dans l'art de la ſanté, ne l'eſt-il pas auſſi dans la langue grecque? GA- LIEN a une éloquence qui lui eſt pro- pre. ALEXANDRE DE TRALLES a la ſienne, & les amateurs de l'Arabe avouent qu'il n'eſt nulle part auſſi pur que dans les écrits des Médecins.

Il paroit donc au premier coup d'œil, par ce que je viens de dire, qu'une ma-

tiere auffi abondante auroit été facile à
traiter ; mais un examen plus attentif
m'en a fait juger tout autrement, & laif-
fant ce beau fujet à des hommes fupérieurs, j'en ai cherché un dans la pratique même de la médecine qui pût vous
plaire par lui-même, & qui ne deman-
dât qu'à être expofé fimplement. Le laboureur parle de fes bœufs (*a*), le matelot
des vents ; Médecin appellé à parler devant une Compagnie favante, j'ai cru
pouvoir efpérer de l'intéreffer en l'entre-
tenant de la fanté des Gens de Lettres.

§. 2. Il y a longtems qu'on a remarqué que l'étude des fciences étoit peu fa-
vorable à la fanté du corps ; & CELSE,
après avoir averti les Gens de Lettres du
danger de leur vocation, leur a donné
des confeils pour y remédier. PLUTAR-
QUE, cet excellent juge de ce qui mérite le nom de bon & d'honnête, alloit

---

(*a*) *De tauris dicit arator , navita de ventis.*
Quod medicorum eft promittunt Medici.

plus loin, & vouloit non feulement que les Savans fiffent ufage des préceptes de la médecine, mais même qu'ils l'étudiaffent ; il trouvoit déraifonnable qu'ils confacraffent leur vie à des études fouvent inutiles, tandis qu'ils négligent l'art de la fanté. Sans doute qu'ils ignorent, dit-il, que cet art précieux fut longtems une partie de la philofophie, & que la médecine eft fur-tout néceffaire à ceux qui épuifent leur corps par des méditations forcées, & par les veilles de la nuit.

§. 3. Les maladies des Gens de Lettres ont deux fources principales, les travaux affidus de l'efprit, & le continuel repos du corps ; pour en tracer un tableau exact, il n'y a qu'à détailler les effets funeftes de ces deux caufes.

§. 4. La Métaphyfique recherche les caufes de l'influence de l'efprit fur le corps, & du corps fur l'efprit : la Médecine s'occupe d'objets moins grands, mais peut-être plus certains, & fans remonter aux causes premieres de cette action reciproque des deux substances qui composent l'homme, elle se borne à observer attentivement les phénomènes qui en résultent. L'expérience lui apprend que tel état du corps produit nécessairement tels mouvemens de l'ame, que tels mouvemens de l'ame produisent nécessairement tels mouvemens du corps; que tandis que l'ame est occupée à penser, une partie du cerveau est dans un état de tension qui le fatigue : elle ne porte pas plus loin ses recherches, & n'a pas besoin d'en savoir davantage.

L'union de l'esprit & du corps est en effet si forte, qu'on a de la peine à concevoir que l'un puisse agir sans que l'autre se ressente plus ou moins de son action. Les organes des sens ébranlés transmettent à l'esprit le sujet de ses pensées, en ébranlant les fibres du cerveau; &, tandis que l'ame s'en occupe, les organes du cerveau sont dans un mouvement

plus ou moins fort, dans une tenſion
plus ou moins grande ; ces mouvemens
fatiguent la moëlle nerveuſe, cette ſubſtance ſi tendre, ſe trouve après une longue méditation auſſi épuiſée que l'eſt un
corps robuſte après un exercice violent.
Quiconque a penſé fortement, une fois
dans ſa vie, a fait cette expérience ſur
ſoi-même ; & il n'y a point d'homme de
Lettres qui ne ſoit ſorti pluſieurs fois de
ſon cabinet avec un violent mal de tête,
& beaucoup de chaleur dans cette partie, ce qui dépend de l'état de fatigue
& d'échauffement dans lequel la moëlle
du cerveau ſe trouve ; l'empreinte de
cette fatigue ſe fait auſſi appercevoir dans
les yeux, & ſi l'on conſidère un homme plongé dans la méditation, on voit
que tous les muſcles de ſon viſage ſont
tendus, ils paroiſſent même quelquefois
en convulſion. PLATON avoit déja vu
le danger d'une trop grande contenſion :
Quand l'action de l'ame eſt trop forte,
dit-il,

dit-il, *elle porte au corps des secousses qui le jettent dans la langueur ; si elle fait un effort dans de certaines circonstances, le corps s'en ressent, il est échaufé & affoibli.* RAMAZZINI, célébre Médecin Italien, a observé les mèmes maux : *L'union de l'ame & du corps est telle qu'ils partagent reciproquement le bien & le mal qui leur arrive ; l'esprit est incapable de s'occuper quand le corps est fatigué par les exercices excessifs ; & une application trop soutenue à l'étude détruit le corps en dissipant les esprits animaux qui sont nécessaires à sa réparation* (a).

Pour comprendre ces influences du travail de l'esprit sur la santé du corps, il suffit de se rappeller 1°. un fait que j'ai déja indiqué, & que le sentiment apprend à toute personne qui pense & qui s'observe penser, c'est que le cerveau est occupé pendant que l'on pense. 2°. Que

---

(a) *Opera omnia*, p. 648.

toute partie du corps qui eſt occupée ſe fatigue, & que, ſi le travail dure trop longtems, ſes fonctions ſe dérangent. 3°. Que tous les nerfs partent du cerveau, & de cette partie préciſément du cerveau qui eſt l'organe de la penſée, & qu'on appelle le *ſenforium commune*. 4°. Que les nerfs ſont l'une des parties principales de la machine humaine, qu'il n'y a aucune fonction à laquelle ils ne ſoyent néceſſaires, & que dès que leur action eſt dérangée toute l'œconomie animale s'en reſſent.

D'après ces principes ſimples chacun ſentira que quand le cerveau eſt épuiſé par l'action de l'ame, il faut néceſſairement que les nerfs ſouffrent, & que leur dérangement entraîne celui de la ſanté, & détruiſe enfin le tempéramment ſans qu'aucune autre cauſe étrangere y ait part.

§. 5. Les inconvéniens des livres frivoles ſont de faire perdre le tems & de fatiguer la vue; mais ceux qui, par la force & la liaiſon des idées, élevent l'ame hors d'elle-même, & la forcent à méditer, ufent l'efprit & épuifent le corps; & plus ce plaifir a été vif & foutenu, plus les fuites en font funeftes. *Tout nous fatigue à la longue, dit M. DE MONTESQUIEU, & furtout les grands plaifirs. Les fibres qui en ont été les organes, ont befoin de repos; il faut en employer d'autres, plus propres à nous fervir & diftribuer, pour ainfi dire, le travail* (a). MALLEBRANCHE fut faifi d'une palpitation violente en lifant l'*Homme de* DESCARTES; & il y a maintenant à Paris un Profeffeur de rhétorique qui fe trouve mal à la lecture des beaux endroits d'HOMERE (b).

Dans ces cas la forte tenfion de l'efprit produit un dérangement marqué & prompt dans le Corps; M. DE SAUVAGES a vu une fois le contraire, mais cet exemple prouve également l'influence re-

____

(a) Petit porte-feuille, p. 113.
(b) LORRY, *de melancholia & morbis melanchol. Tom. I.*

ciproque des deux fubftances, c'eft celui d'un Noble Génois qui preffentoit fes accès de convulfions & pouvoit les prévenir par une forte contention d'efprit, (*a*) mais cette violence oppofée à la violence eut des fuites funeftes, puifqu'il mourut maniaque.

§. 6. Le cerveau qui eft, fi l'on veut me permettre cette comparaifon, le théatre de la guerre, les nerfs qui en tirent leur origine, & l'eftomac qui a beaucoup de nerfs très fenfibles font les parties qui fouffrent ordinairement le plutôt & le plus du travail exceffif de l'efprit; mais il n'y en a prefque aucune qui ne s'en reffente fi la caufe continue longtems à agir.

§. 7. M. VAN SWIETEN parle d'un homme de mérite dont les veilles litteraires (*b*) avoient détruit la fanté: il

______

(*a*) *Nofolog. method.* Claff. 4. art. 19. t. 1. edit. 4°. p. 579.

(*b*) C'eft ce que les Anciens appelloient *lucubrationes.*

éprouvoit des étourdiſſemens dès qu'il écoutoit avec attention une hiſtoire, un conte frivole; il étoit dans des angoiſſes violentes toutes les fois qu'il s'efforçoit de rappeller dans ſa mémoire quelque choſe qu'il avoit oublié; ſouvent même le cœur lui manquoit par degrés, & il éprouvoit une ſenſation pénible de laſſitude. Ce qu'il y avoit de plus fâcheux, c'eſt qu'il ne pouvoit s'arrèter dans cette recherche involontaire; quelqu'effort qu'il fit pour la ſuſpendre, il falloit malgré lui qu'il la continuât juſqu'à ce qu'il ſe trouvât tout à fait mal (*a*). M. VIRIDET, mon concitoyen, a connu une femme qui étoit attaquée d'une colique violente toutes les fois qu'elle s'appliquoit à quelque choſe (*b*); & un Auteur

_____

(*a*) *Commentar. in Boerhaav. aphor. t.* 3. p. 413.

(*b*) *Traité du bon chile, t.* 2. *p.* 647. Cet ouvrage peu connu, quoiqu'il ait déja paru en 1735, peu de tems avant la mort de l'Auteur, mériteroit, par le nombre de bonnes obſervations qu'il contient, de l'être davantage.

moderne parle d'un homme dont le bras enfloit confidérablement dès qu'il penfoit ou qu'il éprouvoit une fenfation vive (*a*). J'ai été confulté par un gentilhomme Anglois qui, étant à Rome, fe livra fi fort à l'étude des Mathématiques qu'au bout de quelques mois il ne pût plus fe fervir de fes yeux quoiqu'on n'y remarquât aucun vice extérieur. Il fe fit lire ; mais bientôt il ne pût plus fe fervir de fon cerveau, ni même foutenir quelques minutes la converfation la plus indifférente.

Mon ami M. ZIMMERMAN, rapporte un autre exemple de l'épuifement litteraire trop intéreffant pour l'omettre ici : Un jeune gentilhomme Suiffe, dit cet habile Médecin, donna tète baiffée dans l'étude de la Métaphyfique, bientôt il fentit une laffitude d'efprit, à laquelle il oppofa de nouveaux efforts d'ap-

______

(*a*) M. BORDEUX *prix de l'Acad. Chir.* t. 5. p. 199.

plication, ils augmenterent la foibleſſe , & il les redoubla. Ce combat dura ſix mois, & le mal augmenta au point que le corps & les ſens s'en reſſentirent. Quelques remédes rétablirent un peu le corps, mais l'eſprit & les ſens tomberent par une gradation inſenſible dans l'état de ſtupeur le plus complet. Sans être aveugle, il paroiſſoit ne pas voir; ſans être ſourd, il paroiſſoit ne pas entendre; ſans être muet, il ne parloit plus. Du reſte il dormoit, buvoit, mangeoit ſans goût & ſans dégoût, ſans demander & ſans refuſer. On le crut incurable, & on ne lui donna plus de remédes; cet état dura un an. Au bout de ce tems on lut devant lui une lettre à haute voix, il treſſaille, ſe plaint ſourdement & appuye ſa main ſur l'oreille; on s'en apperçoit & on lit plus haut; alors il crie & donne des ſignes de la douleur la plus aigue; on réitere l'expérience, & le ſens de l'ouie eſt racheté par la douleur. Tous les autres font rachetés fucceffivement de la même façon, & au retour de chaque fens on remarqua une diminution dans la ftupidité; mais l'épuifement & les douleurs le mirent pendant longtems aux portes de la mort; enfin la nature l'emporta prefque fans aucun fecours de la médecine; il fe rétablit entierement, & eft aujourd'hui un de nos meilleurs Philofophes (*a*). Il eft impoffible d'expliquer ces phénomènes autrement que par le vice des nerfs, & par l'influence que l'ame a fur eux.

§. 8. Quant à l'action de l'ame fur l'eftomac, elle fe démontre tous les jours par des expériences que chacun peut vérifier foi-même. L'homme qui penfe le

---

(*a*) Cette obfervation eft tirée d'un chapitre fur les effets de la contention d'efprit que M. ZIMMERMAN a mis dans *fon traité de l'expérience en Médecine*, & qu'il a bien voulu traduire en ma faveur après la premiere édition de ce petit ouvrage ; ce morceau eft plein de chofes utiles, dont je ferai encore ufage.

plus, eſt celui qui digére le plus mal, toutes choſes égales d'ailleurs; celui qui penſe le moins, eſt celui qui digére le mieux. On voit très-fréquemment des ſots boire & manger beaucoup ſans s'incommoder, quoiqu'ils ménent une vie ſédentaire, & qu'ils ne ſoient pas d'une conſtitution plus robuſte que d'autres. Combien y a-t-il au contraire de gens d'eſprit dont les digeſtions ſont pénibles & laborieuſes, quoiqu'ils ſoient d'un bon tempérament, & qu'ils faſſent de l'exercice ?

Cette même loi de l'organiſation du corps humain qui fait que les vomiſſe-mens ſont un des premiers ſymptomes de la léſion du cerveau après les coups reçus à la tête ſe retrouve dans toutes les irritations de cet organe; le degré de l'effet eſt toujours proportionné à celui de la cauſe; & s'il eſt rare que le travail de l'eſprit ſoit porté au point de produire ſur le champ les mêmes effets

ſur les nerfs que produiroit un coup violent, cela n'eſt cependant pas ſans exemple; un homme plein de génie, qui s'eſt
livré au travail avec une ardeur exceſſive, me diſoit, il n'y a pas longtems,
qu'après avoir travaillé avec feu pendant
pluſieurs heures, parce qu'il trouvoit les
forces de ſon ame exhaltées, il ſentit
tout à coup ſa tète s'affoiblir, ſes idées
devinrent confuſes, il ne ſaiſiſſoit plus
rien, il prit mal au cœur & eut pluſieurs
vomiſſemens. Mon illuſtre ami M. P o m-
m e parle d'un homme de Lettres qui
s'étoit tellement affoibli l'eſtomac par les
études, qu'il avoit des vomiſſemens dabord après le repas (*a*). Il eſt très ordinaire que les perſonnes qui s'occupent
longtemps avec application, perdent tout
a fait l'appetit, & un gentilhomme Da-
nois que ſa mauvaiſe ſanté avoit amené
ici l'été dernier éprouvoit cela d'une

(*a*) *Traité des vapeurs hyſteriques;* p. 248.

façon si marquée que quand il avoit été forcé de s'occuper plus d'un certain nombre d'heures les gens ne servoient point son repas ; il lui auroit été impossible de manger, & il ne pouvoit se tirer de l'anéantissement dans lequel il se trouvoit qu'en prenant un fort exercice à cheval qui lui redonnoit des forces & de l'appetit. Cette suite fâcheuse des études forcées est une de celles qui a été le plus constamment observée. ARISTOTE étoit obligé d'avoir toujours sur l'estomac une vessie pleine d'une huile aromatique, & M. A. ANTONIN avoit tellement ruiné le sien par la tension continuelle dans laquelle la régie de l'Empire du monde & la culture des lettres tenoient son ame, qu'au rapport de GALIEN, son premier Médecin, il étoit exposé à des crudités dont il ne pouvoit se guérir que par un jeûne de vingt quatre heures, & un verre de vin chaud dans lequel on faisoit infuser quelques grains de poivre.

Le même Auteur nous a conservé l'histoire d'une femme, nommée ARRIA, qu'il aimoit beaucoup, & qui, en se livrant à une étude assidue de la Philosophie de PLATON, s'étoit aussi tellement affoibli l'estomac qu'elle ne pouvoit plus prendre d'alimens, & elle avoit perdu ses forces au point qu'elle ne pouvoit plus se tenir que couchée sur le dos (a) : M. BOERHAAVE, qui vécut longtems dans une ville où l'on cultive beaucoup les Lettres, dit que l'étude commence par détruire l'estomac, & que si l'on n'y remédie, le mal peut dégénérer en mélancolie. Un mauvais estomac, disoit un célèbre Médecin Portugais, suit les Gens de Lettres comme l'ombre suit le corps (b). J'ai vu moi-même des malades qui ont été punis de cette intempérance litteraire, dabord par

____

(a) *De theriacâ, ad Pisonem, cap. 2. Chart.* t. 13. p. 932.

(b) A M A T I *Lusitani curat. Medicae. p.* 153.

la perte de l'appétit, la ceffation abfolue des digeftions, un affoibliffement général, qui en étoit l'effet; enfuite par des fpaf-mes, des convulfions, & enfin par la privation de tous leurs fens.

§. 9. Bientôt, par un retour inévitable, le mal que l'efprit a fait au corps retombe fur l'efprit même, parce que l'Etre fuprême a voulu qu'auffi longtems que ces deux fubftances courroient la même carriere, les travaux de l'efprit fuffent dépendans jufques à un certain point de la fanté corporelle; cette vérité a toujours été reconnue. PLINE le jeune a dit énergiquement que les *étayes du corps étayoient l'efprit* (*a*), & DEMOCRITE avoit dit longtems avant lui: *La force de l'efprit augmente avec la fanté; lorfque le corps eft malade, l'efprit ne peut vaquer à la méditation* (*b*). Il n'eft donc

______

(*a*) *Epift. lib.* 2. *epift.* 9.
(*b*) *Epift. ad* HIPPOCRAT. FOES. t. 2. *p.* 1288.

pas étonnant qu'il s'affoiblisse, après avoir épuisé le cerveau & affoibli les nerfs. Qu'on ne m'objecte point la conduite de PLATON qui choisit pour son auditoire un séjour mal-sain, dans l'idée que sa santé étant moins robuste son esprit en seroit plus propre aux méditations. La conduite de PLATON, dans ce cas, étoit opposée à sa doctrine générale, & relative à sa constitution volumineuse & disposée à l'embonpoint; ce qui lui faisoit souhaiter d'avoir la fièvre pour maigrir. Qu'on ne m'objecte point non plus quelques hommes de Lettres très-valétudinaires; parce que si l'on fait un examen attentif de leur santé, on verra que les dérangemens qu'elle éprouvoit n'avoient point leur siége dans le cerveau ou dans les nerfs, qui, ayant quelquefois une force native très-grande, ne font que peu dérangés par les dérangemens des autres organes, & restent en état de se prêter aux fonctions de l'ame.

§. 10. Les premiers fymptomes qui
caractèrifent l'affoibliffement du genre
nerveux font une efpèce de pufillanimité
qu'on ne connoiffoit point auparavant;
la défiance, la crainte, la trifteffe, l'abbattement, le découragement : l'homme
qui avoit été le plus intrépide vient à
tout craindre; la plus légére entreprife
l'effraye; le plus petit événement impré-
vu le fait trembler; la plus légere indif-
pofition lui paroit une maladie mortelle,
& la mort eft une idée affreufe qu'il ne
foutient point. Il y a eu des tyrans qui
ont condamné à la mort des Philofophes qu'ils haïffoient, mais ils n'ont pu
la leur faire craindre; combien auroient-
ils été plus cruels, fi en leur accordant
la vie, ils euffent pu leur infpirer les
craintes qui font le tourment des hypo-
condriaques? On voit tous les jours les
Gens de Lettres, chez lefquels cette maladie commence à germer, obligés d'a-
bandonner leurs livres chéris; leurs nerfs

en s'affoiblissant, les rendent incapables d'attention; ils perdent la mémoire ; leurs idées s'obscurcissent; des chaleurs de tête, des palpitations, un accablement général, la crainte de mourir subitement, font tomber la plume de leur main. Le repos, des nourritures succulentes, l'exercice, leur rendent une partie de leurs forces, ils retournent à leurs livres, & sont encore forcés à les quitter. La journée s'écoule dans ces alternatives ; le soir ils sont fatigués, abattus, ils se mettent au lit, passent une mauvaise nuit ; la mobilité de leurs nerfs les empéche de dormir, & souvent les met hors d'état de penser. Je connois un jeune homme qui, s'étant livré opiniâtrement a des études philosophiques, ne peut plus ouvrir un livre sans éprouver une convulsion des muscles de la tête & du visage, il lui semble alors qu'on lui serre la tête avec des cordes. Il seroit inutile d'accumuler un plus grand

nombre

nombre d'exemples qui groffiroient cet ouvrage fans rien ajouter à la démonf-tration déja trop complette du danger des études opiniâtres, & de fes funeftes influences fur la force du genre nerveux. *Le travail du cabinet*, dit M. R o u s-s e a u ; *rend les hommes délicats, affoi-blit leur tempéramment ; & l'ame garde difficilement fa vigueur quand le corps a perdu la fienne. L'étude ufe la machine', épuife les efprits , détruit les forces, éner-ve le courage, rend pufillanime, incapa-ble de réfifter également à la peine & aux paffions (a)*.

§. 10. Les travaux de l'efprit ne pro-duifent pas feulement l'affoibliffement & la mobilité exceffive du genre nerveux, mais auffi les maladies de nerfs les mieux caractérifées & les plus graves. G a-l i e n a vû un Grammairien qui tom-

____

(a) *Préface de Narciffe, œuvr. diverf.* t. 1. p. 172.

C

boit en épilepſie toutes les fois qu'il mé-
ditoit ou enſeignoit avec chaleur (*a*).
Et PECHLIN connoiſſoit une Dame qui
avoit auſſi une légere attaque d'epilepſic
toutes les fois qu'elle liſoit ou qu'elle écrivoit avec attention (*b*). J'ai vu moi-
mème, & M. VAN SWIETEN a fait
la mème obſervation, j'ai vu des enfans
de la plus grande eſpérance que des maitres durs & imprudens forçoient d'étudier
ſans relâche, devenir épileptiques pour
la vie. M. HOFMAN parle d'un jeune
homme qui tomboit en épilepſie pour un
moment, toutes les fois qu'il fatiguoit
ſon eſprit ou ſa mémoire; dès qu'il ceſſoit
d'étudier, les palpitations ceſſoient, &
il recouvroit la ſanté (*c*). Le célébre
PETRARQUE paya du même prix ſon
amour pour les Lettres.

§. 11. Outre les maladies de nerfs que

<hr>

(*a*) *De loci affect. l.5.c. 6. Charter. t.7. p.492.*
(*b*) *Obſerv. medic. phyſ. 1. 2. obſ. 29 p. 283.*
(*c*) *Medicin. ration. de epilepſ. §. 19.*

caufe l'étude, en dérangeant les nerfs elle produit une infinité d'autres maux. Un célébre Mathematicien dont la conduite avoit toujours été irréprochable, & qui étoit fujet à une goutte héréditaire, en hâta l'accès en s'appliquant trop à la folution d'un problème difficile (*a*). Et M. LEIBNITZ l'un des hommes les plus favants qui ayent jamais vécu fut tourmenté les dernieres années de fa vie par cette maladie qui étant devenuë anomale fe porta fur les nerfs & lui occafiona des convulfions peu d'heures avant fa mort. (*b*). On fait l'accident fingulier arrivé à M. le Chevalier d'EPERNAY ; après quatre mois de travaux affidus, il perdit fans aucun fymptome de maladie, la barbe, les cils, les fourcils, enfin les cheveux & tous les poils du

(*a*) VAN SWIETEN t. 4. p. 305.
(*b*) BRUCKERI *vita* LEIBNITZII
§. 24. *opera omn. t.* 1. *p.* 98.

corps (*a*). Ce phénomène s'explique aisément par le manque de nourriture dans les petits bulbes qui servent de racine aux poils, manque de nourriture qui pouvoit avoir trois caufes : 1°. le dérangement des fonctions de l'eftomac, premier organe de la digeftion & de la nutrition ; 2°. la diminution de l'action des nerfs qui ont tant de part à la nutrition, & qui, étant occupés par l'ame, devoient mal fonctionner pour le corps ; 3°. cette petite fièvre, à laquelle quelques Gens de Lettres font fujets, & qui, détruifant la lymphe nourriciere, les rend pâles, maigres, & les jette enfin dans le dépériffement & la confomption, fièvre qui dépend elle-même de ce que quelquefois une forte contenfion d'efprit anime l'action du cœur & en rend les battemens plus fréquents, plus ordinairement de ce que la digeftion fe fai-

____

(*a*) *Gazette de France*, 23. *Février* 1763.

fant mal, & le chile étant mal élaboré
il irrite les organes de la circulation ce
qui produit la fièvre, &, fi ceux de la
refpiration, font foibles & fenfibles, une
toux qui jointe à la fièvre peut dégénérer en fièvre lente & en étifie mais qui
ne veut point être traitée par les remédes rafraichiffants, ni par ceux qu'on
appelle ordinairement bechiques & qui
augmenteroient la caufe du mal. J'en
ai guéri par le feul ufage de la Rhubarbe,
& c'eft fans doute dans cette efpéce d'é-
tifie, fi on lui donne ce nom dans laquelle les eaux chaudes de *Cauterets*, les
eaux appellées *chaudes*, & les *bonnes*
font fi vantées & dans laquelle toutes les
eaux analogues opérent tout auffi favorablement, quand elles font bien dirigées.

§. 12. Pour fe faire une idée des effets
d'une méditation trop forte, on peut
fouvent la regarder comme une ligature qu'on a apliquée à tous les nerfs &
qui, en fufpendant leur action, produit

le même effet dans toute la machine
qu'une ligature, plus ou moins ferrée,
appliquée à une branche de nerf produiroit fur les parties à laquelle cette branche fe diftribue. La méditation épuife
auffi comme feroient des évacuations exceffives, qui appauvriffent le corps, le
jettent dans l'épuifement, atténuent trop
les humeurs, & produifent une trop
grande mobilité de nerfs. Les faignées,
les lavemens, les falivations trop co-
pieufes, les urines abondantes, en un
mot toute évacuation exceffive, en affoi-
bliffant trop l'action des vaiffeaux & en
diminuant trop la quantité des humeurs,
empêchent le fluide nerveux ou les efprits
animaux, dont dépend toute l'action des
nerfs, d'être préparés dans le cerveau.
La méditation, en tenant les nerfs dans
un état d'action trop foutenue, diffipe
trop de ces efprits & empèche auffi le
cerveau de les préparer, ainfi dans l'un
ou l'autre cas ce fluide précieux qui eft

la fubftance la plus pure, la plus travail-
lée de toute la machine humaine, la plus
néceffaire à nos fonctions, manque &
eft alterée, ce qui produit une multitude
de défordres. Mais il y a cette différence bien effentielle entre l'affoibliffement des nerfs caufé par des évacuations trop abondantes ou des travaux
forcés du corps qui épuifent auffi en dif-
fipant trop d'efprits animaux, & celui
qui vient de la tenfion d'efprit, c'eft que
la premiere de ces caufes empêche en
effet, pour un tems, la féparation fuffi-
fante de cette liqueur précieufe, mais
n'en dérange point les organes, au lieu
que la feconde, les travaux de l'efprit.
attaquent l'organe même, comme je le
développerai mieux plus bas. La premiere fouftrait à la fabrique la matiere
à ouvrer, la feconde dérange les métiers
même, & ce font ces dérangemens du
cerveau, fruits de l'étude exceffive que
je dois examiner. Ils dépendent de trois

loix de l'œconomie animale qui forme-
ront autant d'articles.

§. 13. La premiere c'eſt que *quand*
l'ame longtems occupée a imprimé une trop
forte action au cerveau, elle n'eſt plus mai-
treſſe de la reprimer; cet ébranlement ſe
continue malgré elle, & réagiſſant ſur
elle lui fait éprouver des idées qui ſont
un vrai délire, parce qu'elles ne répon-
dent plus aux impreſſions extérieures des
objets, mais à la diſpoſition intérieure
du cerveau, dont quelque partie devient
incapable de recevoir les nouveaux
mouvemens que les ſens lui tranſmet-
tent. Le TASSE eut de fréquents
accès de folie; SPINELLO, fameux
peintre Toſcan, ayant peint la chûte des
anges rebelles, donna des traits ſi ter-
ribles à Lucifer qu'il en fut lui-même
ſaiſi d'horreur, & tout le reſte de ſa vie
il crut voir continuellement ce démon
lui reprocher de l'avoir repréſenté ſous
une figure ſi hideuſe. M. PASCAL,

l'une des ames les plus fortes, après des travaux forcés & de profondes méditations, eut tellement le cerveau blessé qu'il croyoit avoir toujours à son côté un gouffre de feu; l'agitation perpétuelle de quelques-unes de ses fibres lui transmettoit sans cesse cette sensation, & sa raison, vaincue par ses nerfs, ne put jamais triompher de cette idée. Combien d'autres encore que leur esprit trop exhalté a entraîné pour jamais au-delà des limites du vrai? L'on trouve souvent dans la vie des plus grands hommes, des traits qui paroissent tenir de la folie. L'on admire le genie d'ARISTOTE & l'on ne comprend pas sa conduite avec PYTHIAS; il est bien permis d'adorer sa femme sans être fol, mais lui offrir des sacrifices est un acte de vrai délire. Gaspard BARLOEUS, Orateur, Poëte & Médecin, n'ignoroit pas tous ces dangers, il en avertissoit souvent son ami

Conftant HUGHENS (*a*); mais il s'a-
veugloit fur lui-même, & fes études exceffives lui affoiblirent tellement le cerveau, qu'il croyoit que fon corps étoit
de beure : il fuyoit le feu avec loin; à
la fin ennuyé de fes terreurs continuelles, il fe précipita dans un puits. Je
regrette depuis vingt ans un ami, également diftingué par fon génie & par fon
caractère, homme né pour les grandes
chofes, partagé entre l'étude des Lettres
& de la Médecine, dont il auroit certainement avancé les progrès; les lectures,
les expériences, les méditations l'occupoient jour & nuit; il perdit d'abord le
fommeil, il eut enfuite des accès paffagers
de folie, enfin il devint tout à fait fou,
& on eut bien de la peine à lui fauver la

(*a*) *Nec litteras*, lui écrivoit-il, *nec ver-
fus refcribe, ne in novum difcrimen valetudinem dubiam adducas. Facile enim ex atten-
tione incalefcent fpiritus, hinc fanguis, hinc
habitus corporis.* BARLOEI Epift. lib. 1. cp. 4.

vie. J'en ai vu d'autres que les lettres avoient d'abord rendus frénétiques & maniaques, & qui ont fini par devenir tout à fait imbécilles.

Je connois un homme plus grand encore par ses vertus que par sa haute naissance, qui s'étant livré pendant douze heures continues à la composition d'un mémoire de la plus grande importance, tomba dans un délire total, après l'avoir fini, qui dura jusqu'à ce que le sommeil eût calmé ses sens.

Les Observateurs rapportent une infinité de traits semblables, & j'ai entendu dire à un témoin digne de foi que *Pierre* JURIEU, si fameux par ses disputes théologiques, ses écrits polémiques, & son commentaire sur l'apocalypse, avoit tellement affoibli son cerveau, que quoiqu'il conservât le bon sens à plusieurs égards, il attribuoit ses fréquentes coliques aux combats que se livroient sans-cesse sept cavaliers renfermés dans ses en-

trailles. On en a vu d'autres qui se cro-
yoient une lanterne ; quelques uns qui
pleuroient la perte de leurs cuisses.

Les personnes qui sont le plutôt dérangées par les efforts de l'ame sont celles
qui s'occupent sans-cesse d'un même objet ; il n'y a alors qu'une partie du *sen-
sorium* qui soit tendue, & elle l'est toujours. L'action des autres ne la soulage
point ; cette partie se fatigue & se détruit
plutôt. Lorsqu'il n'y a dans le corps qu'un
seul muscle ou qu'un petit nombre de
muscles qui travaillent continuellement,
le corps souffre beaucoup plus que si la
même quantité d'action étoit repartie sur
tous les muscles successivement ; il en est
de même du cerveau ; lorsque ses différentes parties agissent successivement, il
se fatigue beaucoup moins ; la partie qui
se repose, reprend des forces tandis que
les autres s'exercent : ce passage du travail au repos est le plus sûr moyen de
conservation.

J'ai vu une femme qui avoit paru très
fenfée jufques à l'âge de vingt-cinq ans,
qui s'étant par malheur attachée à la fecte des *Herneutes* ou *Moraves*, s'enflam-
ma, fe pénétra tellement de l'amour de
Jesus-Christ, qu'elle appelloit fon
agneau, qu'elle ne put plus s'occuper
que de cette feule idée, & fans autre
caufe, devint imbécille dans l'efpace de
quelques mois; elle ne conferva d'autre
fouvenir que celui de fon ami. Je la vis
prefque tous les jours pendant fix mois,
& dans toutes les vifites que je lui fis,
je n'obtins pour réponfe à mes queftions
que ces feules paroles, *mon doux agneau*,
qu'elle répétoit de demi-heure en demi-
heure, les yeux baiffés. Elle vécut ainfi
pendant fix mois, & mourut enfuite de
dépériffement. Mais fans aller chercher
des exemples plus loin, nous avons vu
étudier dans cette Academie, il n'y a pas
long-tems, un jeune homme de mérite
qui, s'étant mis dans la tête de décou-

vrir la quadrature du cercle, est mort fou dans un hôpital étranger.

§. 14. La seconde Loi à laquelle le corps humain est sujet & de laquelle dépendent une partie des maladies de cerveau que l'étude occasionne, *c'est que les humeurs se portent à la partie qui est en action.* M. MORGAGNI a connu à Bologne un Savant à qui il prenoit un saignement du nez, lorsqu'il lui arrivoit le matin de méditer avant d'être levé (*a*). Quand le cerveau agit, il reçoit une nouvelle quantité de sang qui, donnant trop de ton & de mouvement aux vaisseaux, produit ce sentiment de douleur & de chaleur dont j'ai parlé, & d'autres maux plus funestes, suivant les différentes dispositions du cerveau, du sang & le concours des circonstances étrangeres. Tels sont les tumeurs, les anevrismes, les inflammations, les suppurations, les squir-

____

(*a*) *De sedibus & causis morborum cap.* 3. §. 13.

res, les ulcères, l'hydrocephale, les maux de tête, les délires, les affoupiſſemens, les convulſions, la léthargie, l'apoplexie, les inſomnies qui tourmentent les Gens de Lettres, & qui, ſi elles durent, ouvrent la porte à une infinité de maladies de l'eſprit & du corps.

FERNEL parle d'un ſavant, ſujet à un mal de tête intolérable au ſommet de la tête, qu'on auroit couvert du doigt, & dans le crane duquel on trouva la dure mere épaiſſie & enflammée dans l'endroit où la douleur s'étoit fait ſentir. M. LIEUTAUD qui a éclairé toutes les parties de la Médecine, qui l'a enrichie de pluſieurs excellents ouvrages, & qui, depuis la publication de la premiere édition de cette diſſertation, s'eſt acquis des droits éternels à la reconnoiſſance de tous les Médecins éclairés, par la publication de ſon anatomie pratique, que ſes ſeules obſervations rendroient un ouvrage bien précieux ; M. LIEUTAUD, dis-je, me

fournit un cas très propre à mettre fous les yeux la vérité de ce trifte tableau. Un jeune homme de vingt - cinq ans extrèmement attaché aux études fut faifi, après un travail opiniâtre, d'une fiévre aigue accompagnée du mal de tête le plus cruel, le cinquieme jour il tomba dans un délire que rien ne put calmer, & il mourut le feptieme. L'on trouva dans le cadavre les vaiffeaux du plexus cheroides extrêmement engorgés de fang, & les ventricules remplis de ferofité auffi bien que les autres parties du cerveau (*a*). M. Z I M-M E R M A N éprouva un accident qui démontre auffi très bien combien la grande tenfion d'efprit détermine le fang au cerveau, je le communiquerai tel qu'il me l'écrivit il y a plus d'un an. " Char-
„ gé

(*a*) *Hiftoria anatomico medica*, *l*. 3. *obf.* 164. *t*. 2. *p*. 184. Cet excellent ouvrage devroît être continuellement entre les mains des Médecins. *Noêlurna verfate manu* &c.

„ gé avant-hier de compofer un mémoire
„ très intéreffant pour notre public &
„ qui preffoit, je réfolus de l'expédier
„ fur le champ; je m'y livrai avec une
„ ardeur étonnante. Je fis toutes les re-
„ cherches néceffaires & je compofai le
„ mémoire dans l'efpace de quatre heu-
„ res. Je me couchai bien portant, mais
„ avec l'efprit plus animé que je ne l'ai
„ eu depuis très long-tems. Je dormis,
„ mais hier en me levant, *j'eus un mal de
„ tête comme je ne croyois pas qu'il y en
„ eut dans la nature.* J'étois prefque hors
„ de mes fens, & il ne me reftoit de
„ jugement que pour me dire, voilà l'ef-
„ fet d'une trop forte contention d'ef-
„ prit. Le mal alla en augmentant juf-
„ ques à midi. La crême de tartre, les
„ bains de jambe très chauds, les laits
„ d'amande, & de petites prifes de kina
„ m'ont guéri ".

Après de longues méditations, M.
Boerhaave eut une infomnie qui

dura fix femaines ; il étoit en même tems fi indifférent fur tout, que rien ne pouvoit l'intéreffer (*a*). Qui ne connoit pas ce fommeil inquiet qui fuccéde au travail & qui eft accompagné d'un fentiment incommode de tenfion & de pefanteur dans la tète ?

Une légere irritation du cerveau fuffit pour produire l'infomnie ; une irritation plus forte produit des convulfions, les maladies foporeufes ; portée au plus haut degré, elle produit l'apoplexie, mort trop ordinaire aux Gens de Lettres. Ils font punis par la partie qui a péché ; l'étude en produifant le double mauvais effet d'affoiblir le cerveau, & d'y déterminer une plus grande quantité d'humeurs en amène à la fin les maux les plus fàcheux qui fe déclarent fouvent quand d'autres circonftances concourent pour porter beaucoup de fang à la tète.

(*a*) *Praelection. ad inftitut. t. 7. p. 145.*

On a vu plus d'une fois de grands Prédicateurs & des Profeſſeurs illuſtres mourir dans leur chaire même, comme cela arriva à Leipſic au célébre Curtius. Tite-Live nous a conſervé l'hiſtoire du Roi Attale qui, exhortant les Béotiens à faire alliance avec les Romains, mourut au milieu de ſon diſcours ; & à Basle, dans une cérémonie académique, un des candidats qui s'étoit déja fatigué par de longues études préliminaires, fit encore de ſi grands efforts pendant la cérémonie pour reciter ſon diſcours, qu'il tomba en apoplexie & mourut ſur le champ (*a*).

J'ai vu moi-même un Paſteur reſpectable qui, ayant prêché un jour de Pentecôte longtems & avec force, commença à trembler en diſtribuant la ſainte Cène, bégaya, tomba dans le délire & enſuite en apoplexie, & delà en enfance,

___

(*a*) Felic. Plater *obſ*. *p*. 28.

dans laquelle il vécut six mois. M. MOR-
GAGNI parle auſſi d'un Moine prédicateur qui mourut d'apoplexie au milieu
de ſon ſermon. Des exemples ſemblables
ſont fréquents, mais il n'y a pas beſoin du ſecours de la déclamation pour
produire des apoplexies chez les Gens de
Lettres ; elles ont lieu ſans être déter-
minées par d'autres cauſes que la diſpoſition occaſionnée par leur genre de vie.
M. ZIMMERMAN me fournit encore
ici une obſervation très-intéreſſante. Un
Eccléſiaſtique Suiſſe, qui s'étoit acquis
beaucoup de réputation par ſes ſermons,
voulant la ſoutenir, lut beaucoup, compoſa avec beaucoup de ſoin, & exerça
beaucoup ſa mémoire pour apprendre :
par cette contention d'eſprit continuelle
il perdit peu à peu ſon activité; ſes forces ſe diſſipérent, & ſa mémoire dimi-
nua à meſure qu'il fit des efforts pour la
remonter. A la fin les idées nouvelles ne
voulurent plus reſter, mais il conſerva

le fouvenir des anciennes ; enfin il eut une apoplexie qui le rendit paralitique d'un côté : on le tranfporta aux bains de Baden en Suiffe, & il y mourut à l'âge de 42 ans.

L'on a vu un Profeffeur de Berne, très - verfé dans la connoiffance des langues orientales, homme encore à la fleur de fon âge, & d'un travail infatigable, devenir imbécile & tomber en enfance ; la caufe de cet accident étoit de l'eau qui s'étoit répandue dans les différentes parties de fon cerveau (a).

L'on trouve dans les confultes de VEPFER l'hiftoire d'un jeune homme de famille, âgé de 22 ans, qui, s'étant livré jour & nuit à des études continues, tomba dans un délire qui devint bientôt

---

(a) HALLER *element. phyfiol. t.* 4. *p.* 317. L'on trouve une hiftoire très - détaillée & très-intéreffante de cette maladie dans le même ouvrage de M. ZIMMERMAN, mais fa longueur m'empêche de l'inférer ici.

phrénetique , & dans fa fureur il bleffa plufieurs perfonnes , & tua fon garde (*a*). La catalepfie même , cette maladie fi rare , eft auffi une fuite du trop d'application , & FERNEL en rapporte une obfervation bien marquée. Un homme, dit-il , qui paffoit les nuits à étudier & à écrire , fut tout à coup faifi de cette maladie ; tous fes membres fe roidirent dans l'attitude dans laquelle il étoit quand le mal fe déclara ; il refta affis , tenant fa plume , & fixant les yeux fur fon papier , de façon qu'on le crut occupé de fes études , jufques à ce que l'ayant appellé & enfuite tiré , on s'apperçut qu'il avoit perdu tout mouvement & tout fentiment (*b*). Enfin le fomnambulifme eft encore un effet de la même caufe ; on a vu à Leipfic un étudiant en Médecine qui , ayant travaillé pendant deux mois

---

(*a*) *Obfervat. de affectib. cap. obf.* 85. *p.* 327.
(*b*) *Pathol. lib.* 5. *cap.* 2. *oper. omn. p.* 406.

avec une ardeur prodigieufe, dérangea abfolument fon fommeil, & dès qu'il étoit
endormi, foit de jour foit de nuit, il fe
levoit & fe mettoit au travail comme
quand il veilloit ; il parcouroit fes ca-
hiers, prenoit le dictionnaire de CAS-
TELLI, cherchoit des mots, fe fâchoit
quand il ne croyoit pas les trouver, fou-
rioit quand il croyoit les trouver, écrivoit même en caractères très-lifibles, &
alloit enfuite fe remettre au lit, où il
continuoit fon fommeil (a).

Parmi les maux que cette grande quantité d'humeurs caufe au cerveau, n'ou-
blions pas qu'elle contribue beaucoup à
cette malheureufe difpofition qui produit
l'affection hypocondriaque ; les fibres du
cerveau en fe dilatant s'affoibliffent, deviennent plus molles & incapables de réfifter aux différentes impreffions, ce qui

____

(a) BOHN ap. HALLER thef. medic.
pract. t. 7. p. 439.

D 4

fait le caractère de l'hypocondrie nerveuse.

§. 15. La troisieme Loi de la Nature en conséquence de laquelle les travaux litteraires produisent encore d'autres maladies, *c'est que la fibre animale se durcit par l'exercice.* L'homme tout entier durcit en vieillissant, & la vieillesse est un raccornissement général ; dans les ouvriers les parties qui travaillent deviennent calleuses ; dans les Gens de Lettres c'est le cerveau même, & souvent ils deviennent incapables de lier des idées, & vieillissent longtems avant le tems. Dans les enfans le cerveau est trop tendre, dans les vieillards il est trop dur, & ces deux excès l'empêchent également de conserver les oscillations qui excitent la pensée. C'est la mémoire qui chancele la premiere, comme l'observe GALIEN (*a*), & qui présage l'affoiblissement de la raison.

§. 16. Il ne faut pas croire qu'il n'y

______

(*a*) *De loc. affect. l.* 3. *cap.* 5.

ait que les méditations profondes qui affoibliffent les nerfs ; il fuffit, comme l'a
remarqué M. GUNZIUS (*a*), de fatiguer fa vue, pour être attaqué d'une infinité de maladies nerveufes. Il n'y a
point d'homme qui ne puiffe éprouver
combien la longue application des yeux
affoiblit la tête ; & je l'ai fouvent vérifié
fur moi-même. Si après un accès de fièvre ou quelqu'autre incommodité, il m'arrive, avant que d'avoir repris mes forces, de regarder longtems un même objet, il me prend des vertiges, des en-
vies de vomir, & j'éprouve dans tout
mon corps un fentiment douloureux de
fatigue & d'épuifement.

§. 17. Ceux qui voudront prendre la
défenfe de l'étude, que je fuis fort éloigné de vouloir attaquer, & que je crois
fervir en montrant les dangers auxquels

____

(*a*) *Ad libellum* HIPPOCRAT. *de humo-*
rib. p. 211.

on s'expose en s'y livrant avec excès, me citeront pluſieurs Savans qui ſont parvenus à une extrème vieilleſſe, ſains de corps & d'eſprit. Je ne les ignore pas; j'ai lu leurs hiſtoires; j'en ai connu moi-même quelques-uns: mais tous n'ont pas le même bonheur; il y a peu d'hommes aſſez heureuſement conſtitués pour ſup-porter de ſi grands travaux impunément; & qui ſait même s'ils n'en ont pas porté la peine, & s'ils n'auroient pas pouſſé encore plus loin leur carrière en s'attachant à un autre genre de vie? Il eſt vrai qu'il faut convenir que la plûpart de ces grands hommes, que le genre humain reconnoit pour ſes maîtres, ſont parvenus à un âge très avancé; tels ont été HOMERE, DEMOCRITE, PARMENIDE, HIPPOCRATE, PLATON, PLU-TARQUE, *le Chancelier* BACON, ALDROVANDI, GALILÉE, HAR-VEY, WALLIS, BOYLE, LOKE, LEIBNITZ, NEWTON, BOER-

HAAVE; mais en faut-il inférer que les longs travaux de l'esprit, lorsqu'ils sont exceſſifs, ne ſoient pas nuiſibles? Gardons-nous de tirer une ſi fauſſe concluſion; on pourroit ſeulement préſumer qu'il y a des hommes nés pour ces ſortes d'excès, & que peut-être cette heureuſe diſpoſition des fibres qui forme les grands hommes, eſt la même que celle qui conduit à la vieilleſſe.

Mens ſana in corpore ſano.

D'ailleurs, c'eſt bien plus par la force de leur génie que par l'aſſiduité de leur travail que ces grands hommes ſe ſont fait un nom immortel. De doux loiſirs, les diſtractions que la célébrité même entraîne néceſſairement, l'exercice que les devoirs de leur état les obligeoient à prendre, reparoient le mal que leur faiſoit l'étude.

Vous vous rappellez tous dans cet inſtant, & vous le nommez avant que je

le défigne, cet homme refpectable qui a
fait, pendant plus de cinquante ans,
l'ornement & les délices de cette Académie & de cette ville (*a*) : il avoit cul-
tivé les fciences dès fa jeuneffe jufqu'à
fes derniers jours ; il étoit profondement
verfé dans toutes celles qui étoient proprement l'objet de fa vocation, & dont
le diftrict eft fi étendu ; il n'y en avoit
aucune autre fur lefquelles il ne fut inftruit : tant de connoiffances fuppofoient
de grands travaux, fa fanté n'en avoit
cependant point été alterée ; & nous l'a-
vons vu entrer dans fon dix - huitieme
luftre fans avoir rien perdu ni de la force
de fon génie ni de la vivacité de fes fens ;
m'objecterez - vous cet exemple ? Non,
Meffieurs ; mais le fouvenir des détails
de fa vie vous le préfentera comme un
modèle à offrir à tous les Gens de Let-

(*a*) M. POLIER, Prof. en Catechéfe &
en langues orientales.

tres. Il sçut être savant sans cesser d'être homme ; il sçut acquerir les connoissances les plus profondes & les plus variées, sans sacrifier ses devoirs à la science , & en remplissant ceux de citoyen, de pere, de Professeur , d'ami , de membre de la societé , comme s'il n'eut été que citoyen, que pere , que Professeur , qu'homme du monde. Il alloit reparer les forces de son esprit fatigué par le travail en exerçant son corps à la culture de ses jardins ; il soutenoit l'un & l'autre par cette gayeté, cette aménité que le cabinet tue, & qu'on n'entretient qu'en commerçant avec les hommes pour leur faire du bien.

En examinant le genre de vie de M. de FONTENELLE, dont le nom est à la tête du catalogue des Gens de Lettres, parvenus à la plus grande & à la plus heureuse vieillesse , on se convaint également que ce n'est qu'en alliant les douceurs de la vie civile aux travaux litteraires qu'il a pu courir sans infirmité cette longue carrière. Toutes ces vies ne ressemblent point à celles des érudits, espèce d'hommes à peine connue des Anciens, qu'on vit naître au tems de la décadence des Lettres & reparoitre au tems de leur renouvellement, & qui, attachés à l'ouvrage comme le manœuvre à sa bèche, pourroient être comparés à quelques *Fakcirs* des Indes ; comme eux, ils se séparent du genre humain ; comme eux, ils se macérent de plein gré sans que souvent il en revienne le plus léger avantage à la societé ; & la différence ne consiste que dans les instrumens de leurs supplices ; les uns s'exposent aux ardeurs brulantes du soleil, aux plus grandes rigueurs du froid ; ils se déchirent avec des cloux, des chaînes, des fouets ; les autres se tuent avec des livres, des manuscripts, des médailles, des inscriptions antiques, des caractères indéchiffrables, & sur tout en se livrant à cette totale inaction du corps qui est la seconde cause, malheureufement trop féconde , des maladies des Gens de Lettres , & dont on comprendra aifément les dangers en jettant un coup d'œil fur la ftructure de l'homme.

§. 18. Le corps humain eft compofé de vaiffeaux & de fluides contenus & mis en mouvement dans ces vaiffeaux. Lorfque les vaiffeaux n'ont ni trop ni trop peu de force, lorfque les fluides ont la confiftance qui leur convient, qu'ils ne font ni trop ni trop peu en mouvement, l'homme eft dans l'état de fanté. Mais faifons y attention, le mouvement du fang eft ici ce qui intéreffe le plus; dès qu'il change, l'état des folides & des fluides change avec lui; s'il eft trop fort, les folides s'enduriffent, les fluides deviennent épais; s'il eft trop foible, la fibre fe relâche, le fang s'atténue. Tout le corps eft formé par le chyle qui eft plus léger qu'aucune autre partie folide ou fluide; le mouvement affemble, réunit, épaiffit fes molécules; & fi le mouvement vient à s'affoiblir, les différentes parties du corps n'acquiérent point le degré de confiftance & de fermeté qui leur eft néceffaire pour leurs fonctions.

Le cœur eft le premier principe du mouvement dans le corps humain ; c'eft lui qui meut toute la maffe des fluides; mais il ne peut pas tout faire lui feul, & l'Auteur de la Nature lui a donné plufieurs fecours qui ne peuvent lui manquer, fans que la circulation fe ralentiffe, & qu'il en réfulte plufieurs maladies caufées par ce ralentiffement. Parmi ces fecours deftinés à aider la circulation & à augmenter l'action des vaiffeaux, le mouvement mufculaire eft un des plus efficaces. On peut s'en convaincre en voyant tous les jours les Chirurgiens, après une faignée, hâter le mouvement du fang, en faifant tourner un étui au malade ; ou, encore plus aifément, en remarquant combien l'exercice hâte le battement du pouls. Les principaux effets de l'exercice l'exercice sont de fortifier les fibres, de maintenir les fluides dans l'état convenable, de donner de l'appetit, de faciliter les sécrétions, & sur-tout la transpiration, de relever le courage, & de produire une sensation agréable dans tout le système nerveux.

§. 19. Les effets au contraire de la vie trop sédentaire sont de détruire la force des muscles, & de les mettre, par la dessuétude, hors d'état de supporter le mouvement ; la circulation privée d'un secours considérable & abandonnée aux seules forces du cœur & des vaisseaux, s'affoiblit d'abord dans les plus petits, & enfin dans tout le corps. La chaleur diminue, les humeurs croupissent & se corrompent : les unes s'atténuent, les autres s'épaississent, toutes sont altérées, & les sécrétions & les évacuations naturelles ne se faisant plus bien, le corps reste surchargé des humeurs excrémentitielles, dont l'évacuation réguliere est le

conſervateur le plus ſûr d'une ſanté ferme : leur acrimonie mine par degrés le
corps, les forces diminuent, le ſang devient aqueux; de-là, entr'autres maladies, l'hydropiſie ſi ordinaire chez les
Gens de Lettres, & qui attaque ſouvent
le cerveau même, commé on l'a déja vu
plus haut, & comme j'en ai eu depuis
peu un nouvel exemple dans la perſonne
d'un Magiſtrat reſpectable, qui avoit détruit une forte conſtitution, non par l'é-
tude, mais par des travaux d'eſprit plus
déſagréables, & par la vie ſédentaire.

Cet épanchement aqueux dans le cerveau n'a point échappé aux grands ob-
ſervateurs, & M. VAN SWIETEN en
décrit les effets avec autant de force que
d'exactitude. " Les Gens de Lettres, dit-
„ il, qui ménent une vie ſédentaire, &
„ qui pâliſſent ſur leurs livres, ſont ſou-
„ vent expoſés à une apoplexie, qui dé-
„ pend de cette cauſe, & qui ne vient
„ qu'à pas lents & comme par degrés.

„ D'abord ils deviennent languiſſans ; ils
„ aiment le repos & l'indolence ; leur eſ-
„ prit s'émouſſe ; leur mémoire s'affoi-
„ blit & chancele ; ils deviennent enſuite
„ peſans, aſſoupis, ſtupides, & ſouvent
„ ils reſtent longtems dans ce triſte état
„ avant que de mourir. J'ai vu avec une
„ extrème pitié des Savans du premier
„ ordre, & qui avoient rendu de grands
„ ſervices à la litterature, ſe ſurvivre à
„ eux-mêmes plus d'une année, oublier
„ tout, & mourir enfin d'apoplexie (*a*).

§. 20. Les parties qui ſe reſſentent le
plutôt du manque d'exercice ſont celles
dans leſquelles les vaiſſeaux naturellement
foibles, ont le plus beſoin d'ètre aidés
pour conſerver au mouvement des fluides
l'activité néceſſaire, tels ſont ſur-tout les
organes du bas-ventre, deſtinés à l'importante fonction des digeſtions. L'eſtomac s'affoiblit, la nature des ſucs digeſ-

____

(*a*) *T.* 3. *p.* 363.

E 2

tifs qui s'y féparent s'altère, la digeftion devient plus lente, pénible, imparfaite, parce que l'action des forces digeftives étant diminuée, les alimens, au lieu d'éprouver ces changemens qui font une bonne digeftion, ne font prefque que fe corrompre, comme ils le feroient par tout ailleurs où ils éprouveroient le même degré de chaleur & d'humidité. Les végetaux développent leur acide qui en irritant les nerfs produit des douleurs, des crampes, des aigreurs cruelles qui font éprouver ce fentiment continuel de chaleur au creux de l'eftómac & à la gorge qu'on appelle *fer chaud*, des agacemens de dents, fouvent de la toux, &c. Les graiffes fe ranciffent; les œufs, les viandes fe pourriffent, & occafionnent des rapports putrides, une foif ardente, une fièvre lente, des diarrhées continuelles, un affoibliffement général, une inquiétude inexprimable. L'humeur claire & favoneufe que les petits vaiffeaux de l'efto-

mac exhalent continuellement, non feulement eft incapable de diffoudre les alimens, mais devenant elle-même épaiffe,
gluante, dure, elle forme des amas qui
détruifent l'appétit & font éprouver un
fentiment continuel de froid & de pefanteur dans cette partie.

§. 21. Les inteftins qui ont la même
organifation que l'eftomac, éprouvent
les mêmes accidens, & l'action de la refpiration qui, quand elle eft forte, preffe,
pendant qu'on infpire, tous les vifcères
du bas-ventre & y aide par là même la circulation, l'action, dis-je, de la refpiration
fe trouvant diminuée par la ceffation du
mouvement mufculaire qui l'anime puiffamment, celle de tous ces organes fe
trouve affoiblie; l'on tombe dans la conf-
tipation; il fe forme dans les inteftins,
comme dans l'eftomac, des amas de
matieres glaireufes, fource de plufieurs
maux, & auxquels les Savans font fujets, comme il arriva au célébre Jus-

TE-LIPSE, Profeſſeur d'hiſtoire à Leyde, qui, quoique dirigé par le célébre HEURNIUS, ſon collègue & ſon ami, ſouffrit très-longtems des coliques cruelles & ne fut guéri qu'après avoir rendu une maſſe de la figure & de la couleur de ſes inteſtins. C'étoit une pituite gluante & viſqueuſe, fruit de ſa vie ſédentaire & de ſes études, qui avoit rempli peu à peu le canal inteſtinal ; cette pituite, dégénérant en pourriture, avoit attaqué toute l'économie animale, mais le foyer étant détruit, le malade recouvra bientôt la ſanté (*a*). Mais tous ne ſont pas auſſi heureux, & Mr. LIEUTAUD rapporte une obſervation très intéreſſante qui eſt une nouvelle preuve du danger de la vie ſédentaire. Un vieillard

---

(*a*) ADAM *vitae medicorum* p. 372. FERNEL obſerva une maladie entierement ſemblable à Paris chez un Ambaſſadeur étranger, qui guérit, comme JUSTE-LIPSE, par l'évacuation d'une maſſe énorme de glaires durcies.

addonné aux lettres, sujet aux vertiges & aux flatulences, étoit, depuis long-temps, ordinairement constipé; il fut attaqué de tranchées, d'angoisses & d'une suppression totale de selles; le ventre se gonfla, il survint des vomissemens de l'oppression & il mourut. L'estomac & les intestins offrirent des vestiges d'inflammation & le colon étoit excessivement gonflé par la grande quantité de matiere blanche, durcie, presque pierreuse qu'il renfermoit & qui le bouchoit à peu près entierement (*a*).

Les excrémens ainsi amassés, compriment les parties voisines par leur volume, irritent les intestins par leur acreté, & leurs parties putrides infectent toute la masse des humeurs; delà ces coliques cruelles qui font le fléau des Gens de Lettres, & qu'on guérit avec d'autant plus

____

(*a*) *Histor. anat. med. l.* 1. *obs.* 292. *t.* 1. *p.* 72.

de peine, que des erreurs de régime les
font renaître sans cesse (*a*); delà ces
vents dont se plaignent en général tóus
les gens sédentaires & qui, produi-
sants des symptomes fort variés, en im-
posent quelquefois pour d'autres maladies. Mr. LIEUTAUD, que je viens
de citer & qui le sera souvent parce qu'on
lui doit beaucoup d'observations très in-
téressantes, a vu un homme de Lettres âgé
de cinquante ans sujet depuis longtemps
à des flatulences & à la constipation
qui tomba enfin dans une véritable tym-
panite accompagnée de grandes angoiffes
& d'un découragement total, il s'y joi-
gnit des défaillances, des froids de pied
& il mourut. Ses intestins furent trouvés extremement distendus par les vents,
qui ayant par leur compression, gêné la cir-

(*a*) On trouve dans le *Journal de Médecine*, *t*. 1. *p*. 352. l'histoire très - intéressante
d'une colique cruelle, produite par des études
& des veilles opiniâtres qui avoit des retours
très - fréquens.

culation dans differentes parties, avoient occafioné des commencemens de gangrene (*a*).

§. 22. L'eftomac & les inteftins ne font pas les feuls vifcères du bas-ventre qui fouffrent, tous les autres éprouvant les mêmes influences de l'inaction, éprouvent auffi des dérangemens analogues. Le fuc pancréatique s'épaiffit & devient inutile; les fonctions de la rate ne fe font plus bien; celles des organes, qui fervent à la féparation & à la préparation de la bile, fe dérangent totalement; cette liqueur retenue, obltrue le foye, s'épaiffit, fe durcit, elle ceffe de fe porter dans les inteftins, elle y manque aux fecondes digeftions, le chile croupit dans les premiers inteftins, s'y gâte, & cette partie devient le fiége des maladies les plus graves. La partie de

____

(*a*) *Hiftor. anat. med. l.* I. *obf.* 17. *t.* I. *p.* 8

E 5

la bile renfermée dans la véficule du fiel, pour y recevoir une nouvelle préparation qui la rend plus efficace, s'y épaiffit & forme des calculs connus fous le nom de calculs biliaires, qui font la caufe des coliques les plus atroces, dont on ne peut efpérer la guérifon que quand ils peuvent paffer jufques dans les inteftins & fortir avec les felles. Quand ils font ou trop gros pour paffer par le canal cholédoque, ou que les forces néceffaires pour les chaffer, & les circonftances néceffaires pour faciliter leur fortie manquent, ou enfin quand ils font fitués dans des parties où ils ne peuvent point trouver d'iffue, comme chez ST. IGNACE DE LOYOLA, qui les avoit dans la veine porte (*a*), on eft condamné à fouffrir toute fa vie & à mourir

---

(*a*) Son cadavre fut ouvert par COLUMBUS, ce fameux reftaurateur de l'anatomie, VAN SWIETEN *t.* 3. *p.* 87.

cruellement. Si, au lieu de fe durcir, la bile fe pourrit, elle acquiert alors une acreté exceffive qui irrite, ronge, enflamme, ulcère tous fes organes, & produit les maladies les plus affreufes puifqu'elles font accompagnées d'angoiffes inexprimables, que j'ai vu réduire des Hommes de Lettres, nés avec la plus grande force d'efprit, dans un état de défefpoir dont il rougiffoient dans les inftants de calme qu'ils avoient.

§. 23. Parmi les maux que la vie fédentaire des Hommes de Lettres produit prefqu'inévitablement en dérangeant la circulation dans les vifcères du bas-ventre & en y produifant un principe d'obftructions, on doit compter l'hypocondrie. On divife cette maladie en deux efpeces; celle qui eft fimplement nerveufe, nous avons vu plus haut qu'elle étoit l'effet de la contention; & celle qui dépend de l'engorgement des vifcères du bas-ventre & du dérangement des digeftions; elle eſt l'effet conſtant de l'inaction ; & il eſt aiſé de comprendre comment les cauſes de ces deux eſpeces de maladies ſe trouvant réunies chez les Gens de Lettres, il eſt ſi rare qu'ils n'en ſoient pas plus ou moins atteints, & ſi difficile de les en guérir radicalement (*a*). Les exemples dans ce cas ſont ſi fréquens qu'il eſt preſqu'inutile d'en citer : ſi l'on en demandoit je nommerois SWAMMERDAM, cet habile obſervateur de la Nature, qui étoit tellement tourmenté par l'*atrabile* ou *bile noire*, qu'à peine daignoit-il répondre à ceux qui lui parloient ; il les regardoit & demeuroit immobile. Quand il montoit en chaire, ſouvent il y reſtoit comme interdit, ſans

---

(*a*) Ci dimoſtra l'eſperienza che i letterati ben che foſſero di gioviale temperamento, diventano a longo endare fiſſi, taciturni, pallidi, macilenti & ſtranamente beſſagliati da paſſione ipocondriaca, tyranna conſueta di gente ſtationaria. *Anton.* FELICI *diſſertazioni epiſtolari* p. 203.

répondre aux objections qu'on lui faifoit. Peu de tems avant fa mort, il fut faifi d'une fureur mélancolique, & dans un de fes accès il brûla tous fes écrits; enfin il périt maigre & defféché comme un fquelète, & confervant à peine la figure humaine (*a*).

On a obfervé, il eft vrai, depuis long-tems, que cette efpece de mélancolie eft quelquefois utile aux Lettres, en ce que les mélancholiques, attachés à une feule idée, confidérent, examinent le même objet fous toutes fes faces & fans diftraction. Mais fut-il jamais un homme affez infenfé pour fouhaiter d'augmenter à ce prix fa pénétration ? On eft trop favant quand on l'eft aux dépens de fa fanté ; à quoi fert la fcience fans le bonheur ?

Il y a à la vérité quelques hommes à qui la Nature a donné un eftomac d'athlé-

---

(*a*) BOERHAAVE *praelect. ad inft.* §. 896. *t.* 7. *p.* 275.

te, des entrailles de fer, des nerfs robuftes, & qui peuvent fupporter impunément les travaux de l'efprit, la vie fédentaire, & faire des excès en tout genre
fans déranger leurs digeftions ; mais en
font-ils plus heureux ? point du tout :
leurs vaiffeaux fe rempliffent d'une trop
grande quantité de fang ; les cellules,
refervées à la graiffe s'engorgent, les organes intérieurs font comprimés de tous
côtés ; ils deviennent pareffeux & pefans ;
le moindre mouvement les met en fueur
& hors d'haleine ; ils périffent avant le
tems, ou d'apoplexie, ou d'un catarre
fuffocant, ou de quelqu'une des maladies
occafionnées par la pléthore ; & l'on a
remarqué avec raifon que c'eft fouvent un
malheur pour les Gens de Lettres que d'a-
voir un eftomac trop fort (*a*).

§. 24. Il n'y a pas une partie du corps

____

(*a*) C'eft une obfervation de LANCISI
de mort. fubitan. libr. i. cap. 22.

que la vie fédentaire n'affoibliffe : quand
le fang eft une fois vicié, il attaque tôt
ou tard toutes les parties qu'il arrofe ;
les poulmons, dont la fubftance eft très
délicate, qui font la premiere partie à laquelle le chile eft porté, qui feuls reçoivent autant de fang que tout le refte du
corps, qui font deftinés à lui donner une
préparation très-importante, fe reffentent
bientôt de fon altération ; on éprouve
des chaleurs de poitrine, des douleurs
entre les deux épaules, de la toux, des
crachemens incommodes ; les poulmons
fe rempliffent d'une humeur épaiffe qui
les obftrue & produit fouvent des afthmes
cruels ; il s'y forme de petites inflammations, des fuppurations, des abcès ; il
vient une fièvre lente qui en eft la fuite :
c'eft d'un abcès au poulmon que mourut le célèbre TRIGLAND, après avoir
effuyé des douleurs très fortes ; cette maladie fut la fuite d'une cachexie dans laquelle fes études l'avoient jetté, & qui

refifta aux foins même de M. BOERHAA-
VE (*a*). Les poulmons de SWAMMER-
DAM devinrent une vraie carriere, & il
cracha de petites pierres longtems avant fa
mort. VAUGELAS mourut d'une vomique.

§. 25. La pierre & les maladies de la
veffie font encore un fruit de l'amour
des Lettres; SAVONAROLA, HEUR-
NIUS, CASAUBON, BEVEROVIC,
SYDENHAM LEIBNITZ, & tant
d'autres en ont fait la trifte épreuve, &
perfonne n'ignore les cruelles douleurs en
ce genre auxquelles eft fujet l'illuftre &
favant Antagonifte des Sciences.

§. 26. Un autre effet funefte de la vie
fédentaire, c'eft de diminuer la tranfpiration infenfible, cette évacuation la plus
confidérable & la plus importante, dont
la régularité eft un des principaux boule-
vards de la fanté. Les vaiffeaux par lefquels

(*a*) MARCKII *orat. funebr. in obitum*
TRIGLANDII *Leid.* 1705.

quels elle se fait sont si foibles, si petits, si éloignés du premier mobile de la cir-culation, si exposés aux injures des im-pressions extérieures que si la force de la circulation n'est pas aidée par le mouve-ment musculaire, si ce même mouve-ment, en augmentant l'action des vais-seaux, ne procure pas aux humeurs ce degré de préparation nécessaire pour que chaque partie qui doit être évacuée soit propre à l'être par les couloirs que la Na-ture lui a destinés, il est presqu'impossi-ble qu'elle ne soit pas dérangée; & dès qu'elle l'est, les humeurs superflues dont elle devoit délivrer le corps, y séjour-nent, corrompent la masse des humeurs, refluent sur quelqu'organe & produisent des douleurs, des fluxions, des rhumes, cette pituite si fréquente chez les Savans, dont HORACE se plaignoit amérement, & qui leur fait éprouver souvent, quand ils lisent longtems de suite, des toux ou des enchifrénemens plus ou moins

F

incommodes, enfin des fiévres irrégulie-
res dont on ne peut accuser aucune cause
extérieure, & dont G A L I E N nous a
confervé un exemple bien fenfible dans
l'hiftoire de P R E M I G E N E S. " Ce cé-
„ lébre Philofophe péripatéticien, qui
„ paffoit fa vie à lire & à écrire, & qui
„ tranfpiroit mal, étoit fûr d'avoir un
„ accès de fiévre s'il ne fe baignoit pas
„ tous les jours, pour que le bain éva-
„ cuât cette humeur acre de la tranfpi-
„ ration dont la retention produifoit ces
„ accès (a).

§. 27. Nous avons vu que les travaux de l'efprit affoibliffent immédiate-
ment les nerfs ; le repos exceffif fuffit pour
les détruire, & il produit fouvent cet
effet, même dans ceux dont l'efprit eft
auffi pareffeux que le corps. Ils font la
principale partie de la machine humaine ;
dès que quelque fonction du corps eft

(a) G A L E N. *de fanit. tuend. l.* 5. *c.* 11.

dérangée, ils en souffrent, & leurs dérangemens, quand ils n'avoient pas de causes sensibles, m'ont souvent fait conjecturer quelque maladie naissante, dont un examen attentif pouvoit démêler le germe, & par là donner la facilité de le détruire avant qu'il eut fait des progrès. Il est sur-tout très-ordinaire que certains désordres de l'estomac se fassent appercevoir promptement par ceux qu'ils occasionnent dans les nerfs qui, placés entre l'esprit & le corps, portent la peine des excès & des erreurs de tous les deux, & rendent à l'un les maux qu'ils reçoivent de l'autre : c'est ainsi que par un cercle vicieux l'esprit nuit au corps, le corps nuit à l'esprit, & que l'un & l'autre détruisent à fraix communs le système des nerfs.

C'est en affoiblissant la force de l'organe qui opére la transpiration, ce qui la rend très susceptible de dérangement, & en rendant les nerfs fort délicats que

les Gens de Lettres se rendent si sensibles
aux impressions de l'air qu'ils ne peuvent
plus s'y exposer impunément, & que,
baromètres vivants, ils éprouvent d'une
façon cruelle tous les changemens de tems,
& sur-tout les vents du midi.

§. 28. La liqueur séminale que plusieurs grands hommes ont cru à peu près
semblable au suc nerveux, perd aussi
beaucoup de son activité; & si en par-
tant de ce principe on considére en même tems ce que chaque partie du pere
doit contribuer à la formation du fils,
on trouvera peut-être pourquoi il est si
rare que les grands hommes aient des fils
dignes d'eux. La molécule animée, que
HARVEY appelle *punctum saliens*, ne
se développe point dans ses premiers momens avec assez de force; cette impression de foiblesse se fait sentir toute la vie,
& est d'autant plus marquée sur les organes de la pensée que le cerveau du pere n'a pas donné à la liqueur vivifiante

cette part de préparation néceſſaire pour que celui du fils acquit un grand degré de force.

§. 29. Des cauſes qui détruiſent les digeſtions, épuiſent les nerfs, appauvriſſent le ſang, & troublent toutes les évacuations, doivent produire la foibleſſe, & c'eſt ce qui arrive aux Savans trop appliqués. Quand B. BRIGGS eut publié ſes tables des logarithmes, il comptoit de les continuer, mais la contention de ſon eſprit avoit été ſi grande que les forces lui manquerent abſolument (*a*), & il ne les recouvra jamais. " Quoique „ la ſanté de M. de VARIGNON parut devoir être à toute épreuve, dit „ M. de FONTENELLE, l'aſſiduité & „ la contention du travail lui cauſerent „ une grande maladie, il fut ſix mois en „ danger, & trois ans dans une langueur

____

(*a*) SAVERIEN *hiſt. des progr. de l'eſpr. humain*, &c. p. 460.

,, qui étoit un épuifement d'efprits vifi-
,, ble (*a*) ''. D'autres tombent dans un
relâchement fi général que leurs chairs deviennent abfolument molles & flafques,
leur poulx foible, leurs gencives fi lâches
qu'elles laiffent échaper les dents fans douleur & fans être gâtées. Ce même principe de foibleffe joint aux maladies aiguës les rend très dangereufes pour les
Gens de Lettres; & un célèbre Médecin
Anglois a remarqué avec raifon que celles qui étoient les plus bénignes pour les
autres devenoient quelquefois mortelles
pour eux (*b*). Le manque de force porte
dans les fonctions pendant la fièvre une
irrégularité qui en trouble la marche, les
humeurs paffent d'abord à un degré de
corruption dangereux, le cerveau s'embarraffe dès le commencement, les remédes opérent mal, les crifes ne fe font

---

(*a*) *Dans fon éloge*, œuvr. t. 6. p. 94.
(*b*) MORTON. *de variolis cap.* 6. oper.
omnia, *p.* 382.

point, & le malade, privé des reſſour-
ces de la Nature, ſuccombe malgré les
ſecours de l'art. Je viens d'en avoir un
triſte exemple dans la maladie du reſpectable Recteur qui nous manque dans cette circonſtance (*a*), & auquel les vœux
publics promettoient les années de Neſ-
tor, mais dont un travail prodigieux
avoit détruit le tempéramment. Le moment même où ſon mal a commencé a
été marqué par une ſi grande foibleſſe que
j'ai perdu tout eſpoir de guériſon, & j'ai
prévu l'irréparable perte que viennent de
faire la religion, la vertu, l'égliſe, la
patrie, ſa famille éplorée, cette jeuneſſe
académique : Quel homme, Meſſieurs,
quel collègue, quel ami, vient de nous
être enlevé ; ſemblable à ce Romain dont
PLINE nous a conſervé le portrait (*b*);

(*a*) M. J. Alph. ROSSET, Profeſſeur en
Théologie, & Recteur depuis quelques mois,
mort au commencement d'Avril 1766.
(*b*) EUPHRATES, *voy.* PLINII CÆ-
CILII *epiſt. lib.* I. *ep.* 9.

fa vie fut fainte, fon exactitude à remplir tous fes devoirs, quelques multipliés
qu'ils fuffent, fcrupuleufe; fa bonté, fa
douceur étoient inaltérables; il fut refpec-
té de chacun fans que perfonne ait jamais redouté fa préfence, parce qu'enne-
mi du vice il ne fçut jamais hair le vicieux; très-favant, très-éloquent, fes
difcours étoient pleins de chofes, fon
ftile étoit doux, coulant, varié, & l'on
y trouvoit cette fublimité qui fubjugue
les cœurs & entraine les volontés; il jouit
pendant fa vie de la plus grande confidération, & il laiffe les regrets les plus
vifs & les plus fincères; mais je reviens
à mon fujet.

§. 30. La contention de l'efprit & l'i-
naction du corps font les deux principales caufes des maladies des Gens de Lettres, mais elles ne font pas les feules; il
m'en refte d'autres à indiquer, & la premiere qui fe préfente, c'eft l'attitude même d'un homme qui étudie, attitude qui

ne peut être que nuisible à la santé. Le pli que les vaisseaux souffrent au haut de la cuisse & sous le genou, dans un homme assis, gênent la circulation dans les parties inférieures, qui à la longue en souffrent nécessairement ; la courbure du corps gène les viscères du bas - ventre, leurs fonctions sont troublées, les digestions éprouvent une nouvelle cause de dérangement ; l'estomac, souvent comprimé, souffre plus particulierement, & cette irritation méchanique jointe à tout ce qu'il souffre par la tension du cerveau & l'inaction rend les Gens de Lettres plus sujets que les autres à cette cruelle maladie connue sous le nom de cardialgie (*a*). Le sang qui a de la peine à remonter dans les veines du bas-ventre,

______

(*a*) ARETÆUS, COELIUS AURE-LIANUS, AETIUS, ont déja remarqué que c'étoit une maladie ordinaire des Gens de Lettres ; voyez sur tout la belle dissertation de M. RICHTER *de Cardialgia*, *Gœtting.* 1750.

s'accumule dans celles du fondement, où il eſt déterminé par ſon propre poids, & où il trouve moins de réſiſtance ; de là vient que les Savans ſont ſi ſouvent tourmentés par les hémorroïdes, maladie funeſte qu'on a mal à propos regardée pendant longtems comme une évacuation utile & qu'il falloit chercher à entretenir, mais dont de grands Médecins ont enfin fait connoitre les dangers (*a*), que j'ai moi-même indiqués dans un autre ouvrage (*b*). Elles ont quelquefois fait du bien comme toutes les autres hémorragies ; mais les dangers qui les accompagnent ſont ſi conſidérables que dès que quelqu'un en eſt menacé, un Médecin ſage doit preſque toujours chercher à les prévenir, & je l'ai fait très-ſouvent avec le plus heureux ſuccès.

(*a*) Voyez l'excellente diſſertation de M. H A E N *theſes pathologicae de hemorroidibus*, *Viennae* 1759.

(*b*) *Epiſtol.* Z I M M E R M A N N O p. 19. &c.

§. 31. L'on peut regarder les veilles comme une quatrieme caufe des maladies des Savans; elles leur nuifent de plufieurs façons.

1°. L'homme qui a travaillé pendant le jour, travaille beaucoup trop s'il continue fes travaux pendant une partie de la nuit.

2°. Le tems du fommeil fe trouve par là trop raccourci, il eft infuffifant pour reparer.

3°. Le fommeil qui fuccède à une longue contention n'eft jamais calme & tranquille, il ne produit point l'effet qu'il devroit produire, parce que les fibres du cerveau continuent leurs ofcillations, les penfées fe perpétuent fans que l'on en puiffe rompre le fil, on ne s'endort point, ou fi l'on s'endort c'eft d'un fommeil léger qui eft plutôt une demi-veille, pendant laquelle les idées fatiguent fans être utiles, qu'un enchaînement total des fens qui caractèrife le vrai fommeil. Les Anciens, plus fages que nous, avoient mieux connu ce danger, ils favoient partager leur tems entre les occupations & les délaffemens ; leur foirée n'étoit prefque jamais remplie par des occupations férieufes, & ASINIUS POLLIO, ce célèbre conful & orateur Romain, qui le premier forma une bibliothéque à Rome, favoit fi bien que les études du foir font dangereufes, qu'il ne lifoit pas même des lettres depuis la dixieme heure, c'eft-àdire, deux heures avant le coucher du foleil (*a*).

4°. On contrarie par les travaux nocturnes les loix de la Nature qui défigne le commencement de la nuit pour celui du repos ; elle invite alors au fommeil par la nature de l'air plus humide, plus froid, moins fain, par les ténèbres, par le filence, par l'exemple de tous les êtres vivants ; la plupart des animaux fentent

____

(*a*) SENEQUE *de tranquillitat. anim.* c. **19.**

leurs forces diminuer fenfiblement au coucher du foleil, & tombent dans le fommeil jufques au retour de cet aftre qui
rend à l'air toute fa falubrité; plufieurs
plantes même paffent à un état qu'on a,
à jufte titre, appellé leur fommeil. L'homme de Lettres devroit-il partager l'ufage
de la nuit avec l'homme méchant & la
bête féroce?

Les influences dangereufes de l'air noc-
turne font fi marquées chez quelques perfonnes que M. Van Swieten a connu un goutteux qui ne pouvoit pas lire,
même une lettre, après le coucher du
foleil fans hâter l'accès. Il n'y a pas moins
de danger à méditer au lit qu'à fe coucher trop tard; la méditation, je l'ai déja dit, détermine une plus grande quantité de fang au cerveau, la pofition ho-
rizontale du corps facilite cet effet, le
fommeil qui furvient l'augmente, & cet
organe doit par là même néceffairement
fouffrir de cette mauvaife habitude com-

me tout le corps fouffre de la privation de fommeil qui eft une fuite des veilles litteraires ; on s'affoiblit, on éprouve des maux de tête violents, les nerfs s'ufent, leurs mouvemens deviennent irréguliers, l'ordre des idées fe trouble, on tombe dans un vrai délire, qu'un fommeil doux & tranquille pourroit peut-être détruire, mais comment efpérer de le recouvrer ? De toutes les fonctions dérangées le fommeil eft celle qui fe rétablit le plus dif- ficilement ; on le perd avec gayeté, on le pleure avec amertume, & prefque tou- jours inutilement. J'ai fous les yeux une lettre que je viens de recevoir d'une Dame, âgée de cinquante ans, qui com- mence ainfi l'hiftoire de fes maux. " Je „ fuis née bien conftituée, mais dans ma „ premiere jeuneffe ayant paffé une par- „ tie des nuits à lire, je me trouvai dès „ l'âge de dix-huit ans, dans un acca- „ blement qui a commencé le dérange- „ ment ; j'eus des fluxions &c. & des

„ *infomnies*, dont je me fuis *toujours ref-*
„ *fentie*, actuellement encore j'en fuis
„ *très -fouvent tourmentée*, *je parle des*
„ *infomnies* ".

Les Hiftoriens les plus dignes de foi,
qui n'ont point adopté les fables débitées
fur la mort D'ARISTOTE, s'accordent
à attefter qu'il mourut exténué par les
trop grandes veilles & confumé par un
travail trop opiniâtre.

5°. Les vapeurs graffes des matieres
qu'on eft obligé de bruler pour s'éclairer, augmentent encore le danger des
veilles, en corrompant l'air & en le rendant également nuifible aux yeux, aux
nerfs & aux poulmons; on diminue beaucoup ce danger en brulant de la bougie,
mais il fubfifte toujours jufques à un certain point.

§. 32. L'air enfermé que les hommes,
qui ne vivent qu'avec leurs livres, refpirent continuellement, eft une cinquieme caufe, à laquelle on ne fait générale-

ment pas affez d'attention, qui contribue beaucoup à aggraver leurs maux ; un air pur, ouvert, champêtre rafraichit, donne de la force, du bien être, facilite la refpiration & la tranfpiration, anime toute la machine ; il n'y a perfonne qui n'ait vérifié par foi - même cette expérience, & qui ne fente par là même combien un tel air feroit utile aux Gens de Lettres, mais loin d'en jouir, ils vivent au contraire prefque toujours dans un air, qui, étant rarement renouvellé, eft épais, vaporeux, fans élafticité, qui échauffe au lieu de rafraichir, appefantit au lieu d'animer, relâche au lieu de fortifier, nuit à la tranfpiration au lieu de la favorifer, & augmente par là les mauvais effets de toutes les autres caufes qui nuifent aux Savans. Ne pas renouveller tous les jours l'air de fa chambre, c'eft vivre des ordures de la veille ; & quels font les érudits qui le renouvellent tous les jours ?

§. 33. Cette

§. 33. Cette indolence de plusieurs Savans sur l'air qu'ils respirent s'étend quelquefois sur toute leur personne ; j'en ai vu qui négligeoient la propreté au point d'inspirer le dégoût, & de s'exposer à toutes les maladies qui sont une suite de la malpropreté dont on peut faire une sixieme cause qui a beaucoup plus d'influence qu'on ne lui en suppose ordinairement (*a*), & dont un des effets les plus pernicieux est de diminuer la transpiration. La malpropreté des dents, qui est si fréquente, a aussi ses inconvéniens & ses dangers ; en négligeant de les nettoyer elles se couvrent d'un tartre épais & fétide qui exhale une odeur infecte dont tous ceux qui les approchent sont empoisonnés, & qui corrompt leur propre salive, gâte leurs gencives, leur

____

(*a*) L'on a sur cette matiere une excellente dissertation d'un des plus grands Médecins que l'Allemagne ait produit, I. Z. PLATNERI *dissertatio de morbis ex immunditiis,* Lips. 1731. *opuscul. t.* I. p. 7°.

G

procure des fluxions fréquentes, des douleurs aiguës, des inflammations, des abcès,
des ulcérations dans toute la bouche, enfin
la perte de leurs dents, qui prive leur
eſtomac du ſecours de la maſtication, ſi
important à tout le monde, & plus encore à ceux qui, comme les Gens de
Lettres, ſont ſujets à faire de mauvaiſes
digeſtions, qui ont encore beaucoup à
ſouffrir chez eux de la mauvaiſe habitude
de lire même pendant les repas, & de
s'occuper d'abord après.

§. 34. Cette ſeptieme cauſe, aux influences de laquelle peu des perſonnes
qui oſent s'y expoſer, peuvent ſe ſouſ-
traire, eſt une de celles qui attaquent
le plus promptement l'eſtomac. L'action
des nerfs eſt ſi néceſſaire aux digeſtions
que ſi on lie dans un animal les nerfs
qui vont à l'eſtomac, les alimens s'y
pourriſſent ſans s'y digérer (a); quand

____

(a) HALLERI *oper. minor. t.* I. *p.* 359.

l'ame occupée fufpend la diftribution des efprits animaux dans le tems qu'ils font néceffaires à cet organe, les digeftions font néceffairement viciées ; les alimens féjournent longtems & fe digérent mal, il s'en développe beaucoup d'air qui irrite l'eftomac, le gonfle, & après ce gonflement le laiffe plus foible. XILANDRE, dans fa belle lettre à PLEMPIUS fur les maladies qu'entraîne l'exercice de la magiftrature, a très bien vu, & exprimé d'une façon conforme à la théorie de ce tems là, *que ceux qui diftraifent continuellement la chaleur de l'eftomac, pour vaquer aux fonctions de l'ame, font incapables de digerer* (a); & PLEMPIUS, dans fon ouvrage, fait fentir le danger de cette mauvaife habitude (b), qui n'a échappé à aucun des Médecins qui fe font oc-

---

(a) Cette lettre écrite en 1562, fe trouve à la tête de l'ouvrage de PLEMPIUS *de togatorum valetudine tuenda.*

(b) p. 110.

cupés des différentes parties de la diette, & furtout de celle qui convient à ceux qui cultivent les fciences.

§. 35. Cette ardeur du travail portée à cet excès également ridicule & blâmable, qui ne permet pas de prendre le tems de manger & de boire, entraîne une autre imprudence qui a auffi des fuites facheufes, & que je compte pour la huitieme caufe des maladies des Gens de Lettres, c'eft la mauvaife habitude de retenir longtems les urines & de différer d'aller à felle. Ces excrémens trop longtems retenus fe corrompent, s'atténuent, irritent les inteftins ou la veffie, en altérent la fubftance muqueufe, & y caufent fouvent de cruelles maladies. Les petits vaiffeaux, dont toutes les cavités du corps font remplies, pompent des particules putrides, qui paffent dans le fang, le corrompent, & ce qui eft peutêtre plus funefte encore, les nerfs ceffent, après un certain tems, d'obéir à l'aiguillon du befoin ; fouvent même l'extrème tenfion les rend paralytiques ; alors la veffie & les inteftins n'ont plus la force de chaffer l'urine & les excrémens (*a*), & l'art eft obligé de les provoquer. D'autres fois l'on tombe dans une maladie très-oppofée en apparence quoiqu'elle dépende de la même caufe, & qu'elle ne différe de la premiere que par la différente partie de la veffie qui fe trouve paralytique, c'eft une incontinence d'urine, & j'ai été confulté par plufieurs perfonnes qui, pour les avoir retenues trop longtems, avoient perdu la faculté de les retenir, elles s'écouloient continuellement, & c'eft fans doute une

------

(*a*) GALIEN a déja très-bien connu cette caufe de maladie, & il nous apprend qu'il a vu plufieurs perfonnes qui, ayant retenu trop longtems leur urine, foit par diftraction quand elles étoient fort occupées, foit par pareffe, foit par décence dans les temples, au Sénat, au barreau, à table, avoient perdu le pouvoir de les rendre. *De fymptomat. caufis lib.* 3. *cap.* 8. *& de loc. affeĉt. libr.* 6. *cap.* 4. *Charter. t.* 7. *p.* 98. *&* 515.

des incommodités les plus défagréables pour foi & pour les autres, dont on puiffe être atteint. L'on peut être puni encore plus gravement de cette retention forcée pendant trop longtems, & chacun fait la fin tragique de l'immortel TYCHO BRAHÉ, qui étant en caroffe avec l'Empereur RODOLPHE II, qui le combloit de fes bienfaits, retint trop fon urine, & paya de fa vie cette refpectueufe fauffe honte.

§. 36. Je ne crains point de regarder comme une neuvieme caufe des maladies des Savans le renoncement à la focieté, que plufieurs s'impofent d'abord volontairement, & auquel ils fe livrent enfuite par goût, mais qui a des inconvéniens réels. Les hommes ont été créés pour les hommes; leur commerce mutuel a des avantages auxquels on ne renonce point impunément, & l'on a remarqué avec raifon que la folitude jette dans la langueur (*a*). Rien au monde ne contribue plus à la santé que la gayeté que la societé anime & que la retraite tue, & cette cause morale d'ennui jointe aux causes physiques de mélancholie, dont j'ai parlé plus haut, jette souvent les Gens de Lettres dans une tristesse, dont les effets sur la santé lui font aussi funestes que ceux de la gayeté lui seroient favorables; elle produit cette misantropie, cet esprit chagrin, ce mécontentement, ce dégoût de tout, qu'on peut regarder comme les plus grands des maux, puisqu'ils ôtent la jouissance de tous les biens.

§. 37. J'ai indiqué les causes les plus générales des maladies communes aux Savans; je dois dire un mot de celles qui dépendent de l'objet particulier de leurs occupations, & de celles qui font

____

(*a*) CICERO *de offic. l. 3. cap. 1.*

plus particulieres à certains organes.

Les anatomiftes ont fouvent des fièvres violentes, occafionnées par l'air infecté qu'ils refpirent, & font expofés aux maladies qui dépendent de la corruption de la bile. Le fang des cadavres, dont leurs mains font continuellement trempées, rend quelquefois mortelles pour eux la plus petite bleffure, la plus légere excoriation.

Les expériences chymiques ont auffi leurs dangers, plus d'un Chymifte en a été la victime, & M. BOERHAAVE lui-même auroit été étouffé par une vapeur acide, s'il n'eut pas eu recours fur le champ à un efprit alcalin qui fe trouva heureufement fous fa main, & dont la vapeur, détruifant l'acreté de la premiere, fit ceffer le fpafme qu'elle produifoit dans le poulmon.

Quelques Botaniftes ont péri dans la recherche & dans l'examen des plantes ; mais ces accidens appartenants proprement aux maladies des artifans, je paffe à ceux que l'étude fait éprouver plus particuliérement à quelques organes.

§. 38. Les yeux, dont j'ai déja dit un mot plus haut, font un de ceux qui ont le plus à fouffrir; la fatigue continuelle qu'ils éprouvent les irrite, quelquefois les paupieres & l'extérieur de l'œil s'enflamment, plus fouvent ce font les nerfs feuls qui font attaqués fans aucun vice fenfible extérieur : j'ai vu plufieurs hommes à la fleur de leur âge qui avoient contracté une fi grande fenfibilité qu'ils ne pouvoient plus fupporter la lumiere, & étoient obligés de vivre & de lire dans des chambres dont l'obfcurité me permettoit à peine de diftinguer les lettres des plus gros caractéres; les chandelles fur-tout, dont la flamme vacillante & la fumée font fi incommodes, leur étoient infupportables; & ils ne pouvoient pas même foutenir longtems la lueur d'une mince bougie. Il y en a d'autres qui, dès qu'ils ont lu quelques pages ont les yeux pleins de larmes, voyent trouble, & bientôt ne diſtinguent plus rien. Les déſordres de la vue, occaſionnés par l'exceſſive mobilité des nerfs des yeux, ſoit qu'elle ſoit produite par trop de lecture, ſoit qu'elle dépende de quelqu'autre cauſe, ſont très variés & très-bizarres ; j'ai ſur cette matiere beaucoup d'obſervations très-intéreſſantes, mais qui ſeront placées plus convenablement dans un autre ouvrage, & je finirai cet article en ajoutant ſeulement un mot ſur ces étincelles que les Gens de Lettres croyent ſouvent appercevoir devant leurs yeux, & dont M. ZIMMERMAN, qui y a été ſujet lui-même pendant quelques tems, a traité au long & avec beaucoup d'habileté dans l'ouvrage que j'ai déja cité pluſieurs fois. Elles ont lieu toutes les fois que la mobilité des nerfs optiques eſt parvenue au point que ſans être affectés par l'impreſsion extérieure du feu, ils éprouvent, par une suite de l'état de désordre dans lequel ils se trouvent, des mouvemens semblables & aussi vifs que ceux que produiroit la présence de cet élément.

§. 39. Les Orateurs sont aussi exposés à des maladies qui dépendent de leur vocation, & qui leur sont funestes : Une lecture à haute voix fait quelquefois du bien au poulmon, je l'ai même conseillée avec succès pour quelques maladies des·organes de la digestion ; mais une déclamation forte & soutenue, pendant laquelle la marche ordinaire de la respiration est continuellement troublée, devient très-nuisible au poulmon, qui s'irrite, s'échauffe, s'enflamme, de là naissent l'enrouement, les pertes de voix, les chaleurs de poitrine, la toux, les crachemens de sang, des suppurations, des fièvres lentes, un affoiblissement général, enfin l'étisie ; & ces hommes utiles s'éteignent comme une lampe qui n'a

brillé que pour éclairer autrui. CICE-
RON fut menacé de ce malheur; les
Médecins l'en avertirent, & lui confeil-
lérent de renoncer au barreau pour deux
ans ; il fuivit leur confeil; le repos le
fortifia & lui rendit l'embonpoint que le
travail lui avoit fait perdre.

Ceux qui font le plus à plaindre, ce
font les Prédicateurs qui n'ont d'autres
fonctions dans l'Eglife que de reciter des
fermons, & les Jurifconfultes qui n'ont
d'occupations que de compofer les pieces
de procès & de les plaider; les uns &
les autres détruifent leur fanté de deux
manieres, premieremènt par leur affi-
duité au travail comme les autres Hommes de Lettres, en fecond lieu par la
déclamation, dont ils font d'autant plus
affectés que leur poulmon, accoutumé
à cette circulation lente qui eft la fuite
de la vie fédentaire eft peu en état de
foutenir ces grands efforts.

Les Prédicateurs qui recitent leurs fermons dans les Eglifes, par les temps les plus froids, font particulierement expofés aux dangers d'une fueur repercutée, quand après s'être échaufés par la déclamation ils font obligés de refter tranquilles dans leur chaire au milieu d'une atmosphere gelée, auffi ils font très fujets aux maux de gorge, aux enroüures, & aux rhumes (*a*).

§. 40. Les grands Acteurs font expofés aux mêmes maux que les Orateurs; l'immortel MOLIERE mourut d'un crachement de fang après avoir joué le malade imaginaire avec beaucoup de feu; MONTFLEURY, avant lui, avoit eu le même fort en jouant *Orefte* dans *l'Andromaque* de M. RACINE, & l'on fait que M. BOND Gentilhomme Anglois,

---

(*a*) E. H. WEDELIUS dans une differtation *de morbis concionatorum Jenae* 1702, compte parmi leurs maux le danger d'être infectes par les maladies contagieufes en allant voir les malades; mais outre que ce danger n'eft pas grand, il ne tient point aux Lettres.

juſtement paſſionné pour la *Zaïre* de M. de VOLTAIRE expira en jouant le rolle de *Luſignan*, mais il eſt vraiſemblable qu'il fut tué par le tranſport que cette ſcene lui fit éprouver plutôt que par la déclamation.

Les Muſiciens ſur tout périſſent ſouvent par des maux de poitrine, & leurs cadavres diſſéqués font voir leurs poulmons enflammés, ſuppurés, ulcerés. M. MORGAGNI a vu un jeune homme, qui avoit une très-belle voix, que l'exercice de ſon talent jetta dans l'étiſie; l'ulcération du poulmon s'ètant étendue le long de la trachée artère juſques au larinx & à la gorge, il fut étouffé en faiſant des efforts pour avaler un jaune d'œuf (*a*). RAMAZZINI avoit connu une grande chanteuſe, la SCEVINA, qui toutes les fois qu'elle ſoutenoit long-temps le chant tomboit dans une très

____

(*a*) *De ſedibus & cauſis morbor.* t. 1. p. 228.

forte enroüure (*a*). La déclamation & le chant nuisent non seulement à la poitrine mais aussi à la tête qui se remplit de sang parce que le poulmon est alors dans un état qui empêche les veines jugulaires de se vuider. Cette même SCEVINA éprouvoit un fort vertige aussi souvent qu'elle cadençoit longtemps le même ton, & MERCURIALIS avoit déja averti que le chant occasionoit des maux de tête, des battemens des artères temporales, des gonflemens de yeux, des tintemens d'oreille (*b*).

MM. les Curés & MM. les Pasteurs sont beaucoup plus heureux que les Prédicateurs & les Orateurs du barreau, parce que ceux même d'entr'eux qui cultivent les Sciences sont empêchés de s'y livrer avec excès par les devoirs de leur vocation qui les arrachent de leurs cabinets. Les Médecins ont le même avan-

---

(*a*) *De morbis artific.* ch. 37. *oper.* p. 622.
(*b*) *Gymnastica* liv. 6. ch. 5.

tage, & le foin qu'ils font obligés de donner à la fanté d'autrui les empêche de détruire la leur. Heureux enfin tous les Lettrés que leur état force à quitter leurs livres pour remplir d'autres devoirs; leur corps s'exerce, & quoique leur efprit ne faffe fouvent que changer de travail, cette diverfité même eft un délaffement.

§. 41. La déclamation produit quelquefois un accident qui eft une fuite de la violente compreffion que les inteftins fouffrent dans les trop longues infpirations, & qui, quoique moins fâcheux que les maux de poitrine, ne laiffe pas d'avoir fes dangers; ce font des hernies ou defcentes, qui font fréquentes chez les Orateurs, qu'ils pourroient prévenir par l'ufage d'un bandage, & qui en exigent un indifpenfablement, dès qu'elles exiftent, fans quoi on eft expofé, toutes les fois qu'on parle avec force, à des fuites qui peuvent être funeftes. Les religieufes

gieufes & les religieux appelés à chanter beaucoup, font auffi très fujets à la même maladie (*a*).

§. 42. Telles font les principales maladies que produit une trop grande application au travail littéraire ; mais il ne faut point croire que tous ceux qui fe livrent aux mêmes excès foient punis précifément de la même façon & au même degré ; la différence des tempérammens, celle des âges, le différent concours des circonftances étrangeres produifent, dans les effets, des varietés confidérables auxquelles il ne fera pas inutile de faire quelque attention.

§. 43. Il y a peu d'hommes organifés affez parfaitement pour qu'il y ait une harmonie complette entre la force de toutes les parties, il s'en trouve ordinairement quelqu'une qui eft plus foible, & c'eft celle qui, prefque toujours, reffent

____

(*a*) RAMAZZINI. Ibid.

H

les premieres & les plus fortes impreffions des excès d'étude comme de tous
les autres.

Si on a l'eftomac mauvais, foit de naiffance, foit par les fuites des erreurs de
régime, cet organe fe reffentira des fatigues de l'étude ; tandis que les nerfs con-
ferveront encore toute leur force ; au
lieu que les perfonnes qui ont les nerfs
foibles & l'eftomac bon tomberont dans
des maladies nerveufes très-graves avant
que leur eftomac foit dérangé.

Si les fibres mufculeufes font trop lâches on éprouvera des laffitudes, des en-
gourdiffemens, une extrême foibleffe, des
gonflemens avant que les nerfs & l'eftomac foient malades.

Ceux dont le poulmon n'eft pas extrêmement bien conftitué tomberont dans
les maux de poitrine dont j'ai parlé plus
haut, & feront détruits par une étifie
& une fiévre lente avant que d'avoir

éprouvé aucun dérangement dans les au‑
tres viscères.

Si c'est les vaisseaux de la tête qui sont
foibles, on aura des maux de tête conti‑
nuels ou des saignemens de nez fréquens,
auxquels les jeunes gens qui étudient
beaucoup sont très sujets, parceque, com‑
me je l'ai déja dit, l'application fait mon‑
ter le sang au cerveau.

La force même du tempéramment a
ses dangers ; des jeunes gens parfaitement
bien constitués se livrent à l'étude avec
une ardeur infatigable ; la forte action de
leur ame augmente celle de tous les or‑
ganes, & ils tombent dans des maladies
inflammatoires qui sont l'effet d'une irri‑
tation soutenue dans les tempérammens
vigoureux. Quelquefois ils meurent d'u‑
ne premiere attaque; plus ordinairement
cependant ils se remettent, mais, s'ils
sont bien guéris, leur tempéramment re‑
prenant sa même force & se livrants aux
mêmes travaux, ils retombent dans les

mêmes maux, & on voit souvent de ces
jeunes gens robustes, livrés à des études
opiniâtres, essuyer toutes les années une
fiévre chaude; enfin, au bout de quelque tems, usés par le travail & par les
fiévres, ils se trouvent sans forces, &
sont assaillis par les maladies de langueur
contre lesquelles il ne leur reste plus de
ressources.

§. 44. Les effets de l'étude varient aussi
beaucoup suivant l'âge auquel on s'y livre; une application soutenue tue l'enfance; j'ai vu des enfans pleins d'esprit
attaqués de cette phrénésie littéraire au-
dessus de leur âge, & j'ai prévu avec
douleur le sort qui les attendoit; ils commencent par être des prodiges, & finis-
sent par être des sots. Cet âge est con-
sacré aux exercices du corps qui le forti-
fient & non point à l'étude qui l'affoiblit & qui l'empêche de prendre son ac-
croissement. La Nature ne peut pas me-
ner de front avec succès deux développe-

mens rapides. L'on a vu des enfans dont le corps faisoit une crue prodigieuse, & les derniers mémoires de l'Académie Royale des Sciences parlent d'un Languedocien qui à l'âge de six ans étoit de la taille d'un grand homme ; mais que leur arrive-t-il ? l'esprit reste dans une éternelle enfance ; ces forces même du corps, prématurées mais sans consistance, périssent avec autant de rapidité qu'elles étoient venues, & ces prodiges meurent à douze ou treize ans. Quand c'est la crue de l'esprit qui est trop prompte, que les talens se développent de bonne heure, & qu'on permet une application proportionnée à ce développement, le corps n'en reçoit aucun, parce que les nerfs n'aident point à la nutrition, on tombe dans l'épuisement & on meurt après des maladies cruelles, comme on en a vu un exemple célébre dans M. Phil. BARATIER „ qui à huit ans savoit parfaitement l'hé- „ breu, le grec, le latin, le françois,

„ fans parler de l'allemand fa propre lan-
„ gue, qui à dix-fept ans étoit l'homme
„ le plus favant de l'Europe, mais qui
„ fut fujet depuis fa premiere jeuneffe à
„ des fluxions & à d'autres petites indif-
„ pofitions ; à dix-huit ans il fut atta-
„ qué d'une toux, & dans le cours de
„ la même année d'une foule d'autres ma-
„ ladies; l'appétit & le fommeil fe perdi-
„ rent, & il ne foupira plus qu'après fa
„ délivrance, qui arriva à l'âge de dix-
„ neuf ans & quelques mois. ” J'ai vu,
dit M. BOERHAAVE, *un jeune homme
qui favoit tout, un monftre d'érudition,
mais qui ne parvint point jufques à l'âge
de vingt-cinq ans ; & un autre auffi très
favant, qui travailloit jour & nuit, &
qui mourut de dépériffement, fans aucune
maladie caractérifée, à l'âge de dix-neuf
ans* (a). Vous avez vu un de nos con-
citoyens, né avec les talens les plus fu-

(a) *Praelect. ad inftit.* §. 1056. *t.* 7. *p.* 346.

périeurs & les plus précoces , dont l'esprit actif & pénétrant se livrant tout entier à l'étude & à la méditation, dans un tems destiné par la Nature à fortifier le corps, le réduisit pendant plusieurs années, dans l'état de langueur le plus triste & le plus dangereux; une diette presque sans exemple & la cessation de ses travaux lui rendirent une ombre de santé ; il oublia malheureusement qu'il n'étoit pas robuste , & périt à la fleur de son âge, victime de ses travaux (a).

J'ai indiqué dans l'*Avis au Peuple* combien les paysans faisoient de tort à leurs enfans en les accablant de travaux au-dessus de leur force, l'on voit par tout ce que je viens de dire, & combien de choses ne resteroit-il pas à dire sur ce même sujet, qu'on fait un tort bien plus grand encore à ceux que l'on surcharge de travaux litteraires ; les parens ou les

____

(a) M. *Philippe* Loys de Chezeaux.

H 4

maîtres durs qui exigent cette application forcée traitent leurs enfans comme les jardiniers , qui veulent vendre les primeurs , traitent leurs plantes , ils en sacrifient quelques unes pour les forcer à leur donner des fleurs ou des fruits qui font toujours de courte durée & fort inférieurs à tous égards à ceux qui ne font parvenus à leur maturité que dans leur faifon, mais ils ont étonné, & on a vanté les ferres & les couches du jardinier. Il n'y a peut-être pas d'inftitution plus cruelle & plus mal entendue que cette fureur d'aftreindre les enfans à beaucoup de travail & d'en exiger de grands progrès ; elle eft le tombeau de leurs talens & de leur fanté , & malgré tout ce qu'ont pu dire de grands hommes qui l'ont attaquée avec plus de force que de fuccès , elle eft encore trop généralement répandue (*a*).

(*a*) Je me rappelle toujours avec plaifir la derniere volonté d'ANAXAGORE, ce Philo-

Les maux qu'une trop grande application fait aux enfans font encore aggra-
vés quand elle les attache à des études
pour lefquelles ils ont du dégoût, & à
tout âge, quand on eſt forcé à des occupations de tête dont l'objet déplait, les
maux que l'ennui ajoute à ceux que produit la contention perdent promptement
le malade; le changement d'objet peut
feul les fauver. *J'ai vu comme revivre,*
dit M. BOERHAAVE, *ceux qui après*

---

fophe célèbre, qui le premier a enfeigné que
ce monde étoit l'ouvrage d'une Intelligence, &
qui préféroit, comme il le dit lui-même, une
goûte de fageſſe à une tonne de richeſſe. Per-
fécuté à Athènes fous le prétexte d'irréligion,
il fe retira à Lampſaque, où il jouit de toute
la confidération qu'il méritoit, & où on alla
même jufqu'à lui bâtir un autel. " Les princi-
„ paux chefs de la ville le vifitérent un peu
„ avant qu'il mourut & lui demanderent s'il
„ avoit quelque ordre à donner: il leur fit ré-
„ ponfe, qu'il ne fouhaitoit autre chofe finon
„ que l'on permit aux enfans de fe divertir tou-
„ tes les années dans le mois qu'il feroit mort.
„ Cela fut exécuté, & la coutume en duroit
„ encore au tems de DIOGENE LAERCE ".
BAYLE.

avoir été aftreints à des études qui leur déplaifoient pouvoient paffer à d'autres plus de leur goût (a).

§. 45. Si les études prématurées nuifent, il n'eft pas moins dangereux de commencer à s'y livrer trop tard. La Nature ne contracte des habitudes que peu à peu , il y a un tems où elle les contracte difficilement , & quand un homme eft parvenu à la force de l'âge , fans avoir pris celle des occupations littéraires , il eft à craindre que les fibres du cerveau n'ayent de la peine à fe ployer aux nouveaux mouvemens que ce nouveau genre de vie exige , & qu'elles ne tombent dans des mouvemens défordonnés qui forment le délire. Les exemples de gens qui ont troublé leur raifon en fe vouant aux études dans un tems où l'on doit commencer à les diminuer , ne font pas rares.

J'ai reçu depuis la publication de l'édi-

(a) *Praelect. ad Inft.* §. 1056. *t.* 7. *p.* 346.

tion précédente & lu avec beaucoup de plaisir, un très bon ouvrage de M. BA- TIGNE mon ancien condisciple, & aujourd'hui célébre praticien à Berlin, dans lequel je vois qu'il a fait des observations très analogues aux miennes. " Il „ est très nuisible, dit-il, de s'efforcer „ à un certain âge d'acquérir de nouvel- „ les connoissances, surtout lorsqu'elles „ demandent beaucoup d'attention. J'ai „ vu périr plusieurs personnes par des „ maladies, qui avoient porté assez subi- „ tement à la tête, pour avoir voulu „ apprendre des sciences de calcul à l'age „ de quarante ans, & s'etre livrés à cette „ étude avec trop d'acharnement " (a).

J'ai eu ici, en 1764, un étranger qui, ayant quitté à quarante ans le commerce pour se livrer aux Sciences, se dérangea le cerveau en lisant LOCKE, NEWTON & CLARKE. La cessation de toute lecture, des distractions, des

____

(a) *Essay sur la digestion*, Berlin 1768. p. 187.

converfations agréables, l'exercice, les remèdes, le rétablirent entierement ; mais ce ne fut pas pour longtems, il reprit fes occupations Métaphyfiques & il retomba. Plus récemment encore, j'ai été confulté pour un autre malade qui, ayant voulu devenir Phyficien & Géomètre à cinquante ans, eft tombé dans une mélancholie dont les redoublemens font de vrais accès de folie.

Quand ces études tardives n'altérent pas la raifon, elles altérent au moins fortement la fanté. *Pierre* S T O N E, jardinier Anglois, qui à vingt-fix ans ne favoit ni lire ni chifrer, qui à vingt-neuf favoit le latin, le françois, & lifoit les principes de N E W T O N en rempliffant fon office, & qui à trente-deux publia un bon ouvrage fur le calcul intégral, mourut jeune (*a*). *Pierre* A N I C H étoit à

(*a*) On trouve un abregé très intéreffant de fa vie dans la longue Préface qui eft à la tête de la traduction françoife.

l'âge de 25 ans un laboureur & un ber-
ger d'*Oberperfuff*, petit village du Tirol
à trois lieues d'Infpruck, & favoit à peine former les lettres, mais il s'occupoit
fouvent, au milieu de fes travaux, de la
marche des corps céleftes, il les obfer-
voit attentivement; il étoit Aftronome
comme l'étoient les Patriarches, & l'hiftoire de fes obfervations & de fes progrès dans ce tems-là, s'il l'avoit obfervée
& s'il en avoit tenu compte, auroit fans
doute été un morceau unique, original
& bien intéreffant pour l'hiftoire de l'efprit humain; à vingt-cinq ans il apprend qu'il y a à *Infpruck* des Savans
occupés uniquement de l'obfervation des
aftres, il y court, va vers le Pere
HILL, lui fait connoitre fon gout, fon
ignorance & fon défir d'apprendre. Le
Pere HILL charmé de fon génie lui donne fes foins, ANICH eft en peu de tems,
grand Géomètre, grand Aftronome, grand
Géographe, grand Méchanicien, grand

facteur d'inftrumens, grand écrivain; mais mort en 1766, à l'âge de 43 ans, il avoit paffé plufieurs années dans un état de maladie. " L'efprit épuifa le corps, „ il effuya pendant les dernieres années „ de fa vie les langueurs de la vieilleffe „ & les infirmités de la caducité; il de- „ vint fourd & fi pefant qu'il avoit de la „ peine à marcher; vingt-quatre heures „ avant fa mort un violent mal de tête lui „ fit perdre la vue (a) ". Toute la force que ces deux hommes avoient acquis par les travaux champêtres fut bientôt détruite par un genre de vie oppofé, & qu'ils auroient mieux foutenu fi leurs organes avoient été faits de meilleure heure à la vie litteraire.

§. 46. Une augmentation fubite d'occupations eft auffi funefte, & la feule obfervation que j'aie trouvé dans tout le grand ouvrage de M. PUJATI eft celle

____

(a) *Dictionnaire des hommes illuftres*, t. 3. p. 167.

d'un Prédicateur célébre qui, ayant été envoyé par le Général de son Ordre, prêcher dans une ville où l'auditoire étoit difficile à contenter, se livra à de si grands efforts pour se soutenir qu'il s'attira une épilepsie incurable.

§. 47. Il est même dangereux pour les Gens de Lettres qui ne sont plus jeunes, de s'appliquer tout à coup à des sciences différentes de celles qu'ils avoient cultivées jusques alors. Les nouvelles idées dont ils s'occupent, mettent nécessairement en action de nouvelles fibres dans le cerveau, pour lequel cela forme un état violent qui affoiblit le genre nerveux. J'ai connu un très habile Théologien qui ruina absolument sa santé en suspendant ses études habituelles pour se livrer à celle de l'hébreu; & un Pasteur respectable qui promu à une chaire de Théologien à l'âge de cinquante ans, tomba dans une langueur qui l'a conduit au tombeau, en se livrant au travail que cette nouvelle vocation exigeoit.

§. 48. Si le changement de genre d'études est nuisible à ceux qui sont d'un âge mûr, la continuation de travail ne l'est pas moins, quand on est parvenu à un âge avancé : peu d'hommes sont nés avec l'heureuse constitution de GORGIAS *de Leontium* qui parvint à l'âge de cent & huit ans sans discontinuer ses études & sans infirmité ; de son disciple ISOCRATES, qui écrivoit ses *Panathenées* à l'âge de quatre-vingt quatorze ans ; & qui parvint à celui de quatre-vingt dix-huit ; de M. MORGAGNI qui depuis soixante-sept ans fait l'ornement de l'université de Padoue, & qui âgé de 87 enseigne encore avec autant de netteté que de force & de savoir, jouit de tout ses sens, & fait les délices des étrangers qui, en voyageant en Italie, font empressés à aller voir ce grand homme ; où d'un des plus grands Médecins

de

de l'Europe qui, quoiqu'il ait beaucoup travaillé toute fa vie, & qu'il foit feptua-genaire, m'écrivoit, il n'y a pas long-tems, qu'il travailloit encore ordinaire-ment quatorze heures par jour, & jouif-foit de la plus parfaite fanté. Ces exem-ples, & quelques autres femblables, ne font pas loi ; il refte toujours vrai que la vieilleffe eft incommodée par un travail affidu & qu'il en précipite la marche. No-tre ame eft immortelle fans doute, mais tant qu'elle eft unie au corps elle en fuit la deftinée, elle femble naître, s'accroi-tre & vieillir avec lui (*a*). La diminu-tion des forces du corps nous avertit de diminuer les travaux de l'efprit, l'un ne peut plus porter les mêmes fardeaux ni l'autre foutenir les mêmes études, & les facultés diminuent comme les forces muf-

______

(*a*) *Gigni pariter cum corpore, & una*
  Crefcere fentimus, pariterque fenefcere
  mentem.

I

culaires. Peu de vieillards paroiſſent ſentir cette vérité, il n'y en a point qui
veuillent l'entendre, tous ſont, ſur cet
article, Archevêque de Grenade (*a*),
mais elle n'en eſt pas moins réelle, & ſi
ceux qui ſavent modérer leur travail à
proportion que leur âge avance prévien-
nent par-là les infirmités & aſſurent leur
ſanté, ceux qui ſavent prendre à tems le
parti de renfermer leurs ouvrages dans
leurs bureaux aſſurent leur gloire.

Solve ſeneſcentem maturè ſanus equum, ne
Peccet ad extremum ridendus, & ilia ducat.
HORAT.

L'exemple d'un homme illuſtre qui
écrit depuis 60 ans, & qui à l'âge de 73
ans écrit avec autant de feu & plus de
gayeté qu'à celui de vingt, eſt un exemple peut être unique.

„ J'ai vu, diſoit le Magiſtrat de Bru-
„ xelles, que j'ai déja cité, les hommes

(*a*) Voyez GILBLAS t. 3.

,, les plus vigoureux périr dès leur pre-
,, miere vieilleſſe en continuant à s'oc-
,, cuper autant que dans l'âge de leur
,, force ; que leur exemple nous rende
,, ſages : notre âge eſt fait pour un loiſir
,, doux & honnète , c'eſt le tems des fé-
,, ries ; retranchons peu à peu de nos
,, travaux , enfin abandonnons - les , &
,, après avoir conſacré la plus grande par-
,, tie de notre vie au public , diſpoſons
,, de la derniere pour nous ; les loix
,, mème nous indiquent cette conduite ,
,, à ſoixante-cinq ans elles libéroient un
,, Sénateur de ſes fonctions & le ren-
,, doient à lui-même (*a*).

§. 49. L'on ne doit pas penſer que les
études proprement dites ſoient la ſeule
cauſe qui puiſſe produire les maux dont
j'ai eſquiſſé le tableau ; toute tenſion forte
de l'ame produira le même effet , & j'en
ai déja cité quelques exemples.

(*a*) *Epiſtol.* PLEMPIO.

L'on pourroit en trouver un grand nombre dans l'hiſtoire des beaux arts. L'arrangement d'un tableau, la compoſition d'une grande piece de muſique exigent une contenſion auſſi forte que les études les plus abſtraites, & l'on verroit tous les jours les grands Peintres & les grands compoſiteurs en muſique éprouver toutes les maladies des gens de lettres ſi leur talent même n'étoit pas une ſource de diſtractions qui les ſouſtraiſent aux dangers d'un travail trop ſoutenu. La ſimple exécution de la muſique affecte quelquefois ſi fortement les perſonnes dont les nerfs ſont délicats, qu'elle les épuiſe promptement. J'ai eu une malade grande muſicienne qui pouvoit fort bien ſe promener pluſieurs heures de ſuite, mais que l'exécution d'une piéce de clavecin jettoit dans des ſueurs abondantes & un abattement ſi grand qu'elle a renoncé pendant pluſieurs années à la muſique, & ne l'a repriſe que depuis qu'elle

est guérie ; elle ne pouvoit pas même af-
fifter à un concert ni aller au fpectacle.

La dévotion outrée produit très - fré-
quemment le dérangement total de la fanté ; M. ZIMMERMAN a raffemblé fur
cet article plufieurs obfervations intéreffantes , qui peignent très-bien la *mélan-
cholie dévote* , dont les fymptomes font
auffi bizarres, auffi effrayants, auffi cruels
qu'il foit poffible , & il y a très peu de
Médecins employés qui n'aient vu , en
ce genre , des fpectacles bien triftes. La
grandeur , la beauté de l'objet dont on
s'occupe, la volupté qui accompagne le
fentiment qu'éprouve une ame toute li-
vrée à l'Etre des Etres, forment une fenfation vive qui produit dans le cerveau
une tenfion trop forte & trop foutenue
pour qu'on puiffe la fupporter longtems
impunément ; elle jette bientôt l'ame dans
le délire du fanatifme & le corps dans l'é-
puifement. J'ai vu les jeunes perfonnes
les plus aimables fe faner & dépérir , à

mefure que fe livrant à un fyftème erro-
né elles ceffoient de s'occuper de leur vocation pour penfer uniquement à celui
qui en eft l'Auteur, & qu'on ne peut
honorer mieux fans doute qu'en la rempliffant. Vous regrettez encore, Meffieurs, un de vos difciples qui, né avec
les plus grands talents, une ame forte &
belle, la plus grande candeur, toutes les
vertus, annonçoit à l'Eglife un Pafteur
du plus grand mérite, & qui, victime
d'une fecte à laquelle il fut malheureufement livré, a péri de l'épuifement rapide
dans lequel on a vu fon corps tomber à
mefure que fon ame s'enflammoit.

§. 50. Les occupations de la Souve-
raineté, celles du Miniftere, de la Magiftrature, les fpéculations quelconques fi
l'on s'y livre, en un mot tout ce qui
peut exercer les facultés de l'ame fortement & longtems produit les mêmes
maux que la culture des Sciences les plus
abftraites. Les Rois, les Sénateurs, les

Miniſtres, les Ambaſſadeurs, les faiſeurs de projets, éprouvent le même ſort que les Gens de Lettres s'ils donnent autant de tems & d'application à leurs affaires que les Savans à leurs études. Il eſt vrai qu'ils ont un avantage, dont j'ai déja fait ſentir l'importance, c'eſt que les devoirs même de leurs charges les forcent ſouvent à des diſtractions & à un exercice dont ces hommes qui ne ſont que Savans ſont privés; mais d'un autre côté, leurs travaux ſont ſouvent mêlés de chagrins & d'inquiétudes dont les influences ſont encore plus cruelles que celles de l'inaction, & qui accablent également l'ame & le corps; auſſi ceux qui réſiſtent aux occupations des plus grandes entrepriſes & aux ſoucis qui les accompagnent inévitablement ſont pour moi des phénomenes incompréhenſibles; CESAR, MAHOMET, CROMWELL, M. PAOLI plus grand qu'eux peut-être, ont ſans doute reçu de la Nature des forces plus qu'humaines, & malgré cela ils auroient ſuccombé ſans le ſecours de l'exercice & de la ſobrieté. Mais c'eſt aſſez m'ètre occupé des maux, il eſt tems de venir aux remèdes.

§. 51. La premiere difficulté qu'on a à vaincre avec les Gens de Lettres quand il s'agit de leur ſanté, c'eſt de les faire convenir de leurs torts; ils ſont comme les amants qui s'emportent quand on oſe leur dire que l'objet de leur paſſion a des défauts; d'ailleurs ils ont preſque tous cette eſpece de fixité dans leurs idées que donne l'étude & qui augmentée par cette bonne opinion de ſoi-mème dont la Science enyvre trop ſouvent ceux qui la poſſédent, fait qu'il n'eſt point aiſé de leur perſuader que leur conduite leur eſt nuiſible. Avertiſſez, raiſonnez, priez, grondez, c'eſt ſouvent peine perdue; ils ſe font illuſion à eux-mèmes de mille façons différentes; l'un compte ſur la vigueur de ſon tempéramment; l'autre ſur la force de l'habitude ; celui - ci efpere échapper à la punition , parce qu'il n'a pas encore été puni ; celui - là s'autorife d'exemples étrangers qui ne prouvent rien pour lui ; tous oppofent au Médecin une obftination qu'ils prennent pour une fermeté dont ils s'applaudiffent & dont ils deviennent les victimes ; bien loin de redouter le danger à venir, ils ne veulent quelquefois pas même fentir le mal préfent, ou, plutôt, le plus grand des maux pour eux c'eft la privation du travail, ils ne comptent pour rien les autres moyennant qu'ils fe fouftraifent à celui - là. Quand ils font parvenus à ce dégré de mobilité qui les jette dans l'extrèmité oppofée, & leur fait tout craindre, même les maux les plus imaginaires, on n'en eft pas plus heureux avec eux, & le découragement ne leur donne pas toujours de la docilité , mais une inftabilité pire que l'opiniatreté , qui ne permet point de compter fur l'exécution d'aucune cure fuivie ; & on peut dire qu'en général les Gens de Lettres font les malades les plus difficiles à conduire ; c'eft une raifon de plus pour les éclairer fur les moyens de conferver & de rétablir leur fanté.

§. 52. Le premier préfervatif, celui fans lequel tous les autres fecours font inutiles , c'eft de donner du délaffement à l'efprit. Je fais qu'il y a un très petit nombre d'hommes fupérieurs auxquels on n'oferoit pas donner ce confeil, ce feroit une efpece de crime de les diftraire : DES-CARTES livré aux plus fublimes méditations & traçant le chemin qui va conduire les hommes à la vérité, NEWTON découvrant & développant les loix de la nature , MONTESQUIEU compofant un code pour toutes les nations & pour tous les fiecles doivent être refpectés dans leurs occupations, ils font nés pour ces grands travaux, le bien public les exige ; mais combien compte-t-on d'hommes dont

les veilles foyent aufli intéreffantes (*a*) ?
La plûpart perdent inutilement leur tems
& leur fanté ; l'un compile les chofes les
plus communes , l'autre redit ce qu'on
a dit cent fois , un troifieme s'occupe des
recherches les plus inutiles , celui - ci fe
tuë en fe livrant aux compofitions les
plus frivoles , celui - là en compofant les
ouvrages les plus faftidieux , fans qu'aucun d'eux fonge au mal qu'il fe fait , &
au peu de fruit que le public en retirera ;
le plus grand nombre n'a même jamais
le public en vuë & ne dévore l'étude que
comme le gourmand dévore les viandes
pour affouvrir fa paffion , qui trop fouvent
leur fait négliger beaucoup de devoirs
très effentiels ; brufquez-la , arrachez-les
de leur cabinet , forcez - les au repos &
aux délaffemens qui éloigneront les maux ,

(*a*) M. De Montesquieu évitoit mê-
me de travailler jufques à la fatigue. *Dictionnaire des hommes illuftres.* Il favoit combien
ces travaux forcés ufent , & combien peu ils
font fructueux.

& rétabliront les forces ; d'ailleurs le tems qu'ils paſſent hors de leur cabinet n'eſt point perdu ; ils reviendront au travail avec une ardeur nouvelle , & quelques moments conſacrés tous les jours au loiſir feront bien recompenſés par la jouiſſance d'une longue ſanté qui prolongera le tems de leurs études. Souvent même c'eſt au milieu des délaſſements que naiſſent les idées les plus heureuſes (*a*) , & c'eſt en ſe promenant à la campagne qu'un des plus beaux génies de ce ſiécle a compoſé ſes immortels ouvrages (*b*) ; l'ame ſe développe mieux en plein air , les parois reſſerrées d'un cabinet l'appétiſſent , l'odeur des fleurs champêtres l'éléve , celle des lampes l'abbat , & la comparaiſon de PLUTARQUE eſt bien juſte , *un peu d'eau* , dit-il , *nourrit & fortifie les plan-*

(*a*) *Vegeta & ſtrenua ingenia , quò plus receſſus ſumunt hoc meliores impetus edunt.* VALER. MAXIM. lib. 3. cap. 6. p. 140.
(*b*) *Animus eorum , qui in aperto aere ambulant , attollitur.* PLIN. Jun.

*tes, une plus grande quantité les étouffe ;
il en eſt de même de l'eſprit, les travaux
modérés le nourriſſent, les travaux exceſſifs l'accablent (a).*

S'il y a un cas dans lequel il importe
de prévenir le mal, c'eſt dans celui-ci ;
les maladies qui ont leur ſiege dans le
cerveau, ont peine à ſe guérir radicalement, & cet organe eſt un de ceux qui
recouvrent le plus difficilement ſes forces ; plus il eſt néceſſaire aux Gens de
Lettres, plus il leur importe de le ménager, & il me ſemble que ces hommes
qui, en uſant leurs facultés par les travaux exceſſifs, ſont tombés dans l'imbécilité, forment un ſpectacle bien propre
à ouvrir les yeux des Hommes de Lettres, & à leur donner la plus forte leçon de modération. Qu'ils ne s'obſti-
nent donc plus à juſtifier de dangereu-
ſes erreurs & à ſe jouer de leur propre

(a) *De education. pueror. cap.* 12.

fanté; qu'ils n'alleguent point l'exemple d'autrui, c'eſt un piege dangereux; qu'ils ne ſe repoſent point ſur la force de leur conſtitution, ils l'affoibliſſent tous les jours; qu'ils ne comptent point ſur les effets de l'habitude, ~~elle~~ rend inſenſible l'action des cauſes nuiſibles, mais elle ne la détruit point; que le bonheur qu'ils ont eu d'échapper juſques à préſent ne les étourdiſſe point ſur le danger qui les menace, enfin qu'ils ſe perſuadent bien qu'on ne ſe livre point impunément à un travail forcé, & que pour cultiver les Sciences ſans ruiner ſa ſanté il faut interrompre ſouvent ſes études.

§. 53. Avoir préſenté l'inaction comme la ſeconde cauſe des maladies qui ſont l'objet de cette diſſertation, c'eſt ſans doute avoir déja indiqué l'exercice comme l'un des plus puiſſans moyens de conſerver & de rétablir la ſanté des Gens de Lettres; on a vu dans l'article précédent toute l'utilité du grand air, elle

est bien augmentée quand on prend en
même tems un mouvement raisonnable; la réunion de ces deux remédes
salutaires rafraichit, facilite la circulation, favorise la transpiration, ranime
l'action des nerfs, fortifie tous les membres. Tout homme qui a passé quelques
jours à s'occuper dans son cabinet se sent
la tête pesante, les yeux chauds, les lè-
vres & la bouche séche; un certain mal-
aise dans la poitrine, une légere tension
au creux de l'estomac, plus de disposition à l'ennui qu'à la gayeté, un sommeil moins doux, une pesanteur & un
engourdissement dans tous les membres;
s'il continue à s'enfermer, tous ces symptomes vont en augmentant & deviennent le germe de tous les maux que j'ai
décrits: deux ou trois heures de promenade à la campagne les dissipent tout à
fait, & rappellent la sérénité, la frai-
cheur & la force. Les Gens de Lettres
ne sont pas assez convaincus des influen-

ces du corps fur l'ame, quoique les plus grands hommes les ayent très bien connues (*a*), & ayent fenti que l'efprit eft foumis à la médecine comme le corps. *L'ame*, difoit DESCARTES, *dépend tellement du tempéramment & de la difpofition des organes du corps, que fi l'on pouvoit trouver un moyen d'augmenter notre pénétration, ce feroit dans la médecine qu'il faudroit le chercher* (*b*). Ce que DESCARTES preffentoit M. HOFMAN l'a vérifié, & ce grand praticien dit expreffément qu'il a connu des gens

---

(*a*) L'on trouve à ce fujet, un paffage très remarquable dans MOSES MAIMONIDES, le plus ancien des Médecins Arabes; ,, Puif-
,, que la fanté, dit-il, contribue beaucoup à
,, la connoiffance & au culte de la Divinité,
,, & que l'homme malade n'en peut pas con-
,, templer dignement les œuvres, il eft donc
,, abfolument néceffaire pour lui d'éviter avec
,, foin tout ce qui peut nuire à fon corps,
,, & de rechercher au contraire tout ce qui
,, peut conferver & augmenter fa fanté.
(*b*) *De methodo* N°. 6.

gens ſtupides à qui il a donné de la rai-
ſon en leur faiſant prendre du mouvement (*a*). Tous les Gens de Lettres
devroient s'impoſer la loi de conſacrer
tous les jours au moins une heure ou deux
à l'exercice ; & M. Boerhaave vouloit
que ce fut avant le diner. La ſimple
promenade a ſes avantages, mais elle
ne ſuffit pas, & je ne pourrois trop re-
commander de monter ſouvent à cheval,
cet exercice eſt excellent pour la tête,
pour la poitrine & ſur-tout pour les
viſceres du bas ventre dont il prévient
& diſſipe les engorgemens qui ſont, comme on l'a vu, une des maladies ordinaire des perſonnes ſédentaires. (*b*).

____

(*a*) *De motu optim. corpor. medicin. §. 9.* ———
(*b*) *Equitatio prae aliis hominibus litteratis
ſtudiis deditis & ſpeculativam agentibus vi-
tam convenit, in quibus & ſimul optime ſeſ-
ſio illa peſſima, incurvato corpore, quam in-
ter legendum, ſcribendumque vix vitant, re-
ſpirationem, motum diapharagmatis & muſ-*

Je voudrois même que notre siecle &
notre postérité eut l'obligation aux Gens
de Lettres de rappeller ces différens exercices dont les Anciens faisoient une partie de leurs devoirs, auxquels nos an-
cêtres se livroient encore avec le plus
grand succès, & que, depuis deux ou
trois générations nous négligeons si fort
que dans quelques années leurs noms
n'existeront vraisemblablement plus que
dans les dictionnaires. L'histoire qui
doit leur être familiere leur fournit une
multitude d'exemples des bons effets de
l'exercice; HERODICUS, célébre Médecin, Précepteur d'HIPPOCRATE,
qui le premier a fait de la gymnastique
ou de l'art des exercices, une branche
de l'art de guérir, rétablit par ce moyen

---

*culorum abdominis sufflaminans, avertitur &
corrigitur, equites enim decet ut erctum corpus gerant. M. ADOLPH de equitation. exi-
mio usu medico §. 18. p. 52.*

fa propre fanté , & , malgré la foibleffe
de fon tempéramment, parvint jufques
à l'âge de cent ans; s'il en porta quelquefois l'ufage trop loin pour fes malades, c'eft que l'on eft fujet à s'enthou-
fiafmer pour les découvertes utiles, &
que l'on n'en connoit pas dabord parfaitement tous les avantages & tous les
dangers (*a*). STRATON étant attaqué d'une maladie de la rate qui eft une
de celles des Savans, ne s'en guérit que
par l'exercice (*b*). HISMONEUS fe
délivra par le même moyen d'une foibleffe de nerf. GALIEN, infirme jufques à l'âge de trente & quelques an-

(*a*) HERODICUS étoit frere de ce célébre Rhéteur GORGIAS *de Leontium* dont
j'ai deja parlé, qui parvint à l'âge de cent &
huit ans , & qui fuivoit fans doute les confeils de
fon frere.

(*b*) Il y a eu quelques Princes & plufieurs
grands hommes de ce nom, celui-ci eft STRA-
TON *de Lampfaque*, furnommé le *Phyficien*.

nées, nous apprend lui-même qu'il ne put rétablir sa santé qu'en consacrant quelques heures tous les jours à prendre du mouvement. SOCRATE (a) & AGESILAS qui vont à cheval sur un bâton avec leurs enfans, le grand Pontife SCEVOLA, SCIPION, LÉLIUS, jouants aux petits palets, & faisant des ricochets aux bords de la mer pour se délasser de leurs travaux & conserver par là leur santé, leur gayeté & leurs forces, me paroissent des exemples qu'on peut proposer à nos Lettrés les plus illustres sans craindre de blesser leur vanité, & avec quelqu'espérance qu'ils ne dédaigneront pas de les imiter. „ Les délas„ semens du Pere MALLEBRANCHE „ étoient des divertissemens d'enfants, „ il y recherchoit cette puerilité, hon„ teuse en apparence, par une raison très

---

(a) *Arundine equitavit ipse Socrates.* VALER MAXIM. l. 8. c. 8.

„ digne d'un philosophe, il ne vou-
„ loit point qu'ils laissassent aucune trace
„ dans son ame; dès qu'ils étoient pas-
„ sés il ne lui restoit rien que de ne
„ s'ètre pas toujours appliqué. Il auroit du les rechercher encore par une
autre raison, c'est que ces jeux pueriles
sont les seuls qui délassent véritablement
les Gens de Lettres. Les cartes ne sont
point un plaisir qui leur convienne,
tous les jeux de commerce exigent de
l'attention & ne la reposent point, ceux
de hazard les fatigueroient moins, ou
plutôt ne les fatigueroient point du
tout, & peut-être les égayeroient, s'ils
se persuadoient, ce qui est vrai, que les
hazards sont purement hazard & qu'il
n'y a aucune spéculation à faire sur leurs
combinaisons; mais ils ont, comme ceux
de commerce, l'inconvénient de retenir
sédentaires & il faut du mouvement. *Il
est étonnant*, disoit PLINE le jeune,

combien le mouvement & l'exercice du corps animent l'action de l'esprit.

La navigation eſt un exercice qu'on ne peut point conſeiller à tous les Savans, le plus grand nombre n'eſt pas à même de ſe le procurer, mais c'eſt un excellent remede pour débaraſſer les viſceres engorgés, diſſiper la bile, rétablir la tranſpiration, favoriſer toutes les évacuations, & ceux qui ſont à portée d'en jouir ne devroient point le négliger. Les Anciens en connoiſſoient bien tous les avantages (*a*), & c'eſt le genre de voiture que préféroit à tous les autres OCTAVE AUGUSTE, qui étoit homme de Lettres, & en avoit les infirmités (*b*). „ Il étudia de bonne heure,

---

(*a*) M. GILGHRISIT, célébre Médecin Ecoſſois, a prouvé tous les bons effets de la navigation, dans pluſieurs maladies tres graves, par une ſuite d'obſervations, dans un petit ouvrage intitulé: *On ſea voyage.*

(*b*) *Si quo mari pervenire poſſet potius navigabat.* SUETON.

„ dit son historien, & avidement l'élo-
„ quence & les beaux arts; il eut de
„ très grandes maladies; il étoit sujet
„ aux rhumes & aux fluxions, & il fut
„ attaqué de la pierre & d'inflammations
d'entrailles (a); " mais s'il éprouvoit les
infirmités que produisent les Sciences,
plus sage que les Savans il savoit donner à sa santé les soins qu'elle exigeoit,
& se conserva jusques à une belle vieillesse.

L'exercice qu'on prend dans un carosse
bien suspendu & qui roule sur de beaux
chemins, n'en est presque pas un, non
plus que celui qu'on procure aux malades, qui sont hors d'état de sortir, par
différentes machines imaginées pour cela.
Ce sont de foibles ressources quand il est
impossible de faire mieux; mais les Gens
de Lettres peuvent toujours faire beaucoup mieux, quand ils n'attendent pas
trop tard.

____

(a) *in vit.* OCT. AUG. cap. 82.

Les exercices dont je fais le plus de cas & qui leur conviennent le mieux, font ceux qui exercent toutes les parties du corps, tels que la paulme, le volant, le billard, le mail, la chaſſe, les quilles, les boules, le petit palet même; mais malheureuſement ils ſont tombés dans un ſi grand diſcrédit que, dans pluſieurs endroits, ces hommes qui s'appellent les *honnêtes gens* auroient preſque honte de s'en amuſer, & ne veulent pas ſentir que l'abandon de ces utiles plaiſirs eſt une des cauſes principales de l'augmentation des maladies de langueur (*a*). Il ſeroit bien à ſouhaiter qu'on les rappellât au moins dans les établiſſemens, qui ſe multiplient de nos jours, pour l'inſtitution de la jeuneſſe, & que la gymnaſtique redevint comme autrefois un ob-

____

(*a*) Tous les ſavans devroient lire le bel ouvrage de MERCURIALIS *de arte gymnaſticâ*; mais malheureuſement il eſt en Latin.

jet des foins des Directeurs & des amu-
femens des jeunes gens ; je comprens
fous ce mot général les jeunes perfonnes du fexe dont la vie fédentaire ruine
leur fanté , &, j'ofe dire même, le bonheur de la focieté.

§. 54. Ardens à défendre leur inaction,
les Gens de Lettres s'autoriferont de
l'exemple d'un petit nombre d'hommes
qui ont confervé leur fanté jufques à
une vieilleffe avancée fans faire d'exercice ; de celui des femmes, quoique mal
à propos, comme on vient de le voir ;
de celui de beaucoup d'artifans fédentaires ; mais ils fe font une illufion funefte,
& les cas qu'ils allèguent ne font point
femblables au leur.

S'il y a en effet plufieurs femmes, car
malheureufement cela ne regarde pas le
grand nombre, qui fe portent affez bien
fans prendre prefqu'aucun mouvement,
c'eft qu'elles ont d'autres fecours qui fa-
cilitent la circulation & dont les Gens

de Lettres font privés. La Nature les
a rendues plus fufceptibles de fenfations
agréables ; elle leur a donné un plus
grand fond de gayeté ; elles caufent davantage, & ce babil même eft une forte
d'exercice proportionné à leurs befoins ;
elles mangent la plûpart moins ; elles ne
s'épuifent point par les méditations qui
tuent les Savans ; leur fommeil n'eft point
empêché par la continuation involontaire, pendant la nuit, des idées fortes
qui les ont occupées pendant le jour ; mille
petits événemens de focieté, qu'un homme abforbé dans fes travaux n'apperçoit
pas feulement, font pour elles des objets affez confidérables pour mettre les
paffions en jeu au degré qu'il faut pour
animer la circulation fans fatiguer les
organes. Si l'on trouve des hommes du
monde qui vieilliffent & fe portent bien,
malgré leur inaction, on découvrira,
prefque toujours, en les examinant qu'ils
ont eu les mêmes avantages dont je viens

de prouver que les femmes jouiffent.

Par rapport aux artifans fédentaires, que les Gens de Lettres ne s'y trompent point, leurs cas font très différens, ils n'ont qu'une chofe commune, c'eft de ne pas changer de place autant qu'il feroit à fouhaiter; mais, même à cet égard, il y a déja une grande différence entr'eux, puifque l'homme de Lettres eft fédentaire tous les jours de fa vie, & que l'artifan fe dédommage de la vie fédentaire qu'il mene les jours ouvriers, par l'exercice qu'il prend les dimanches & les jours de fêtes, ce qui, dans une partie de l'Europe, fait un peu plus que la feptieme partie de l'année, & dans le refte plus de la fixieme. A tout autre égard la différence eft extrême; car quoique l'artifan ne change pas de place, cependant il y a toujours chez lui quelque partie de fon corps en mouvement, & ce mouvement eft affez confidérable, dans quelques arts, pour les rendre très pénibles & très fatiguans, quoiqu'on foit toujours affis; chez tous fa continuité fupplée à fa petitelle, & au bout de la journée la fomme de leur action, quoique très infuffifante chez plufieurs pour conferver leur fanté, eft bien fupérieure à celle de beaucoup de Savans. D'ailleurs fi cet artifan n'anime pas l'action des nerfs par un exercice fuffifant, au moins il ne les ufe pas par l'étude; fon travail lui gagne le fommeil que celui de l'homme de Lettres lui fait perdre; la méditation après le repas ne trouble point fes digeftions; fon genre de vie eft plus fimple, fa gayeté, fes chants le foutiennent; tout eft contre l'homme de Lettres (*a*).

(*a*) Je ne veux point dire que l'inaction ne foit pas nuifible à beaucoup d'artifans; je fais que tous les arts ont leurs inconvéniens, & peut être que le genre de vie du laboureur eft le feul qui ne foit pas contraire à la fanté, mais je veux feulement prouver que l'inaction des Gens de Lettres eft plus compiette, & accompagnée de circonftances plus facheufes que

§. 56. Quelque néceffaire que leur foit le mouvement, ils ont cependant quelques attentions à faire pour éviter que par l'abus il ne leur devienne nuifible; la-premiere c'eft de ne jamais fe permettre un exercice exceffif, qui, loin de leur faire du bien & de leur rendre des forces, les épuife. Trop fujets à donner dans les extrêmes, ils paffent quelquefois de la plus grande inaction à la vie la plus active, & s'imaginent que quelques jours de beaucoup d'exercice fupléeront à ce qu'ils n'en ont pas pris pendant longtems, c'eft fe tromper dangereufement; non feulement ils ufent leurs forces & fe trouvent plus épuifés après, mais, ayant les vaiffeaux foibles,

---

celle des artifans fédentaires. Les maladies de cette claffe d'hommes dépendent de quatre caufes principales: le manque fuffifant d'exercice & de plein air; les habitations fouvent mal faines qu'ils occupent; les matieres qu'ils ouvrent & celles qu'ils employent; la fatigue de certaines parties du corps fur lefquelles roule tout le pénible de leur art,

ils courent risque, en augmentant trop
le mouvement tout à coup, d'en faire
rompre quelques uns, & ils tombent
dans des saignemens de nez, des crachemens & même des vomissemens de sang
comme je l'ai vu quelquefois ; aussi SE-
NEQUE a eu raison d'exclure des exercices convenables aux Gens de Lettres
ceux qui épuisent les esprits, (a) &
HOMOBO PISO ce Médecin Italien
qui, de nos jours, a écrit contre la circulation du sang, croyoit, fondé sur ce
même principe, qu'un homme qui fatiguoit trop son corps, était incapable de
donner aux affaires l'attention nécessaire (b).

Une seconde précaution c'est de ne
pas s'appliquer dabord après avoir pris
du mouvement, & cela par deux raisons

(a) *Nam exercitationes, quarum labor spi-
ritus exhaurit, hominem inhabilem intentioni
ac studiis acrioribus reddit* Epist. 15.
(b) *De regimine magnor. auxilior.* p. **378.**

différentes ; la première, c'est qu'alors
on a besoin de repos & que l'action de
l'ame n'est point un repos pour le corps
fatigué, comme celle du corps l'est pour
l'esprit ; la seconde c'est que la circulation étant animée par le mouvement,
& le cerveau même étant agité par cette
augmentation de mouvement est peu propre à suivre une chaine d'idées dont la
netteté dépend de la tranquillité & de
l'ordre des oscillations (*a*). Il n'y a
point d'homme de Lettres sans doute,
qui ayant été obligé, par quelques circonstances, de s'occuper après avoir pris
assez de mouvement pour donner de l'agitation à son poulx, n'ait senti une espece de vacillation & de volubilité dans

***

(*a*) Voy. PLATNERI *de negotiosâ ac-
tione propter valetudinem commendanda*, cette
excellente dissertation, toute pleine de choses
utiles & écrite avec beaucoup d'élégance, est
un morceau précieux pour tous les Medecins.

fa tête qui lui préfentoit trop d'idées, mais fans la netteté néceffaire.

Il eft, en troifieme lieu, très important de ne point prendre d'exercice violent dabord après le repas; la digeftion n'eft ni une fermentation, ni une diffolution, ni une trituration, mais c'eft une opération qui tient des trois & qui exige de la tranquillité; elle a befoin de l'action des nerfs comme on l'a déja dit, & elle fouffre fi un violent exercice les employe ailleurs; les alimens ne doivent pas être continuellement balottés dans l'eftomac, parce que ce balottage trouble à chaque inftant l'action de la digeftion commencée, & voilà pourquoi, de tous les exercices pris dabord après le repas, le trot du cheval eft celui qui lui nuit le plus.

Enfin quand on a été longtems dans l'inaction on doit fe perfuader que les premiers exercices feront penibles, & paroitront faire plus de mal que de bien;

mais il ne faut point se rebuter; en commençant par de très moderés on évitera ces mal-aises, & en les augmentant graduellement on parviendra peu à peu, à prendre beaucoup de mouvement sans fatigue & avec le plus grand succès.

§. 56. Quand les Gens de Lettres modéreront leurs études & prendront plus d'exercice, ils éviteront la plûpart des maux qu'ils se procurent, mais comme on ne peut point espérer qu'ils observent tous, à cet égard, les conseils qu'on leur donne, il est important de leur indiquer un régime qui ne concoure pas au moins à augmenter les causes de leurs infirmités, & qui puisse même contribuer à les diminuer (a). L'on trouve dans HIPPOCRATE une règle générale qui prescrit aux Gens de Lettres, comme à tous

____

(a) Vero è, che un letterato indefesso ne' studi se usi un vitto regolato, innocente, e parco provare piu soffribilli ql'incommodi di sua professione. FELICI dissertat. p. 203.

L

les autres individus, la quantité d'alimens qu'ils doivent prendre ; *que les alimens*, dit-il, *soyent proportionnés au travail (a) ; car* ajoute-t'il ailleurs, *si les
forces du corps surpassent les alimens*, c'est
à dire si on les digere, *ils nourrissent &
donnent de la vigueur au corps, mais si la
force des alimens surpasse les forces du corps*,
c'est à dire si l'estomac ne peut pas les digérer, *ils produisent une foule d'incommodités (b).* PLUTARQUE insiste beaucoup sur cette proportion réciproque entre l'exercice & la quantité des aliments
pour la conservation de la santé, & l'on
en sentira l'importance en se rappellant
une vérité que j'ai déja établie, c'est que
c'est l'action des différens organes qui tire des alimens les sucs analogues à nos
humeurs & les change en notre propre
substance.

____

(a) ὡς ὁ πόνος ἐςι καὶ ἡ τροφη.
(b) *De locis in homine*, FOES. p. 421. &
ailleurs.

Si ces organes, dont l'eſtomac eſt l'eſ-
ſentiel, ſont trop foibles pour agir ſur
une grande quantité d'alimens ou ſur des
alimens difficiles à digérer, au lieu d'ê-
tre changés en notre ſubſtance, d'être ce
qu'on appelle aſſimilés, ils ſe corrompent,
comme je l'ai dit §. 20. en ſuivant leur
propre diſpoſition à telle ou telle eſpece
de corruption, & ils reſtent corps étranger qui irrite & qui ne nourrit point;
c'eſt donc ces forces que chacun doit con-
ſulter, & tant de cauſes concourent à les
détruire chez le plus grand nombre des
Gens de Lettres, qu'ils ne peuvent point
ſe flatter de les conſerver longtems; d'ailleurs lors même qu'ils digérent bien, ils
doivent penſer qu'ils tranſpirent peu, &
que par la même la ſobrieté leur eſt néceſſaire pour prévenir les accidens dont
j'ai parlé §. 23. p. 77. & 78. Qu'ils ſe
comparent au robuſte laboureur & qu'ils
jugent ſi leur diette peut être la même.
L'un toujours au grand air, faiſant un

exercice continu , toujours gai , ne se fa-
tiguant jamais par des méditations , jouis-
fant d'un fommeil réglé & tranquille ,
ayant toutes les fécrétions très régulieres ,
eft toujours dans un état de parfaite fanté ; les nourritures les plus dures ne font
pas trop pénibles pour lui , parce qu'il
a tout ce qu'il faut pour les digérer ; fes
bonnes dents commencent par en faire
une maftication exacte que la plûpart des
Gens de Lettres connoiffent à peine , prefque tous avalant fans mâcher ; la falive ,
les humeurs digeftives de l'eftomac , celle
que fournit le pancreas , la bile , les humeurs inteftinales ont leur plus grand
degré de perfection parce que les organes
qui les féparent font fains ; les fibres muf-
culaires de l'eftomac & des boyaux agiffent avec force , aucune fonction en un
mot ne languit , les excrémens font évacués , le chile paffe fans obftacle dans les
vaiffeaux fanguins qui en font bientôt un
fang pur dont les fuperfluités s'évacuent

par les urines & la tranfpiration, & le corps refte dans un parfait équilibre. Si l'on donne à un fort manœuvre un bouillon léger, des friandifes, de la gelée, du poulet, du pain blanc, il aura tout digeré en très peu de tems, il aura faim, il fera en nage, il tombera en foibleffe fi on ne lui donne promptement du lard, de la chair fumée, du fromage, du pain bis. Qu'un homme d'une conftitution foible s'avife de vivre de ces alimens, il éprouvera des douleurs vives dans l'eftomac, ou des angoiffes plus cruelles que la douleur, il aura une forte indigeftion, ces alimens corrompus deviendront une efpece de poifon qui produira les fuites les plus funeftes; & M. BOERHAAVE les a avertis de ce danger; "Il „ y a des Gens de Lettres gourmands, „ dit-il, qui ofent manger les mêmes „ chofes que les gens de la campagne, „ mais ils ne peuvent digérer ces ali„ mens: qu'ils choififfent ou de renon-

„ cer à l'étude ou de changer de régime;
„ sans quoi de longues & cruelles obs-
„ tructions dans les entrailles seront le
„ fruit de leur indiscrétion (*a*).

§. 57. Les attentions des Gens de Lettres doivent porter sur le choix des alimens & sur leur quantité; les erreurs à
l'un & à l'autre égard sont funestes, mais
je ne crains pas de dire, que s'il falloit
pécher dans le choix ou dans la quantité,
il vaudroit encore mieux les mal choisir
(& on peut quelquefois y être forcé)
que d'en trop prendre, ce qui ne peut
jamais être nécessaire.

Je ne me propose point d'indiquer en
détail tous les alimens utiles & nuisibles;
je me contenterai de faire connoitre les
classes générales de ceux qu'on doit éviter & de ceux qu'on peut se permettre.

Ceux qui ne conviennent pas sont
1°. tous les alimens gras; ils augmentent

____

(*a*) *Praelect. ad instit.* §. 1036. *t.* 7. *p.* 337.

le relâchement des fibres de l'eſtomac, émouſſent l'action déja trop foible de la ſalive, des ſucs digeſtifs de la bile, des liqueurs inteſtinales, occaſionnent par la lenteur de leur digeſtion un mal-aiſe ſur l'eſtomac, &, venant à s'y corrompre, deviennent ou acides, ou rances, quelquefois ſucceſſivement l'un & l'autre, & produiſent dans ces parties des ſymptomes d'irritation violente (*a*).

2°. Tous ceux qui étant viſqueux, pâteux, glaireux, opérent à peu près comme les graiſſes. Ces deux claſſes renferment les pâtes graſſes, les fritures, les bignets, les crèmes, les pieds d'animaux &c., quelques poiſſons tels que les anguilles, la raye, le ſache, &c.

3°. Les viandes naturellement dures ou durcies par la fumaiſon & la ſalaiſon,

____

(*a*) Les graiſſes végétales telles que les huiles, le chocolat, le beure, la crême, s'aigriſſent ordinairement avant que de rancir, les graiſſes animales ſe ranciſſent ſans aigrir.

fur lefquelles les forces digeſtives foibles agiſſent trop lentement, qui reſtent long-tems ſur l'eſtomac, irritent dabord par leur poids & par leur acreté, ſe corrompent en ſéjournant, & irritent enſuite par cette corruption.

La viande de cochon, celle de cochon de lait, ſouvent les oyes & les canards réuniſſent tous les défauts indiqués dans ces trois articles, & ne ſont point ordinairement des alimens adaptés aux forces digeſtives des hommes de Lettres, des gens oiſifs & ſédentaires, des perſonnes valétudinaires.

4°. Ceux qui renferment beaucoup d'air, qui, venant à ſe développer, & n'étant pas aſſez contenu par des organes foibles, ni diſtribué à meſure qu'il ſe développe, produit des gonflemens conſidérables, qui ſont toujours accompagnés d'un ſentiment de mal-aiſe dans tout le corps, & ſur-tout d'embarras dans la tête, qui en trouble les fonctions. C'eſt cette qualité qui a fait que les Anciens déconseilloient l'ufage des graines légumineufes, & que PYTHAGORE, fi partifan d'ailleurs du régime végétal, défendoit fur tout à fes difciples de manger des fèves (*a*).

(*a*) L'air qui fe développe des alimens eft un des plus grands agents de la digeftion, on ne pourroit pas vivre longtems avec des alimens dont on auroit enlevé l'air ; mais cet air fi utile, fi néceffaire quand les organes font en bon état parce qu'il s'en développe moins, parce qu'il fe développe peu à peu, parce qu'il eft régi & de nouveau employé, à mefure qu'il fe développe, par l'action de l'eftomac & des inteftins, nuit quand les digeftions font foibles, parce que, comme on l'a déja vu, les alimens fe corrompant prefque plus qu'ils ne fe digerent, la quantité d'air qui fe développe eft beaucoup plus confidérable ; parce que la progreffion des alimens fe fait mal, ils reftent longtems dans l'eftomac, & cet organe fe trouve furchargé d'une quantité d'air qui auroit dû être repartie dans tout le canal inteftinal ; parce, enfin, que cet air plus fort que les organes, fi on veut me permettre cette expreffion, n'en eft point régi, mais s'amaffe & fe raréfiant à chaque inftant par la chaleur, gonfle prodigieufement & par là occafionne de vives douleurs, trouble la digeftion, &, comprimant tous les vifceres du bas-ventre, en altere les fonctions, quelquefois même y produit des inflammations.

5°. Tout ce qui est ou fort acide ; on a vu que les Gens de Lettres étoient fort sujets aux aigreurs, ou qui irrite trop par quelqu'autre espece d'acreté que leurs nerfs délicats & mobiles ne peuvent point supporter.

§. 58. Les alimens qui conviennent le mieux sont 1°. la viande tendre des jeunes animaux qu'on sert à l'ordinaire sur les tables ; excepté, je l'ai déja dit, celle de porcs, d'oyes, de canards. 2°. Le poisson à écailles, qui a la chair ferme & tendre, de mer, de riviere ou de lac. 3°. Les graines céréales, telles que les différentes espèces de froment, le seigle, l'orge, le ris, l'avoine ; il ne faut même point croire que toutes les graines légumineuses soient nuisibles, & quoiqu'elles renferment plus d'air que les autres, je n'ai point vu que leur usage moderé nuisît aux personnes dont l'estomac n'est pas encore entiérement perdu. De toutes ces graines les unes étant gruées fervent à faire ces différentes foupes con- nues fous le nom de foupes farineufes qui, foit à l'eau, foit au bouillon de viande, fuivant les circonftances, font un aliment affez nourriffant, aifé à di- gerer, & dont on fait ufage avec grand fuccès dans plufieurs cas. Les froments & le feigle fourniffent le pain dont je par- lerai plus bas. 4°. Les herbes qui ne font ni trop relâchantes, ni trop acides ; les meilleures de toutes font les différentes efpèces de chicorée. 5°. La plûpart des racines ufuelles, qui nourriffent par leur partie farineufe comme les graines, & qui d'ailleurs font prefque toutes chargées d'un fucre fort doux, qui eft un mélan- ge d'huile & de fel dont les effets font très favorables (*a*). 6°. Le pain qui eft

---

(*a*) Toutes les racines dont on fait ufage dans les cuifines, & fans doute beaucoup d'au- tres, font r mplies d'un excellent fucre qui n'eft point inférieur à celui de la canne à fucre, & qu'on peut en extraire très aifement ; huit

la bafe commune de la nourriture chez toutes les nations civilifées, & dont on trouve l'équivalent chez la plûpart des peuples. 7°. Les œufs. 8°. Le lait. 9°. Les fruits. Mais l'ufage même de ces alimens peut être rendu plus falutaire par quelques obfervations qu'il eft important de faire.

§. 59. Par rapport aux viandes tendres on doit les manger ou roties ou cuites dans très peu d'eau ; fi on les cuit à grand bouillon, le bouillon fe charge de toutes leurs parties nutritives, & elles ne confervent plus qu'une fibre féche qui eft incapable de fortifier. Le bœuf tendre, le bon veau, le mouton nourri dans les lieux fecs, les poules, poulets, chapons, poulardes, moyennant qu'ils ne foient pas trop gras, les poulets d'inde, les pigeonneaux, les perdreaux, les alouettes,

---

onces de fuc de *chervi* donnent une once & demi de fucre. MARGRAFF *Mém. de l'Acad. de Berlin.*

font les viandes les plus convenables aux perſonnes délicates, & peut-être celles auxquelles ils devroient ſe borner.

Les poiſſons ſans écailles, ceux d'étang, ceux qui ſont trop gras, peu fermes, glaireux, forment une mauvaiſe nourriture, & on doit les éviter. Le poiſſon n'eſt jamais plus ſain que quand il eſt cuit à l'eau.

Les œufs quand ils ſont tous frais & cruds ou très peu cuits à la coque, ſont un genre d'aliment doux qui n'irrite point, qui nourrit bien, qui ſe digere avec facilité, mais s'ils ne ſont pas très frais ils ſont nuiſibles, s'ils ſont durcis ils ſont très indigeſtes ; c'eſt une des meilleures nourritures pour les perſonnes ſujettes aux aigreurs ; celles qui ne peuvent pas digérer les œufs entiers ſe trouvent ſouvent très bien de ne prendre que le blanc qui eſt beaucoup plus aifé à digérer & qui fortifie beaucoup les perfonnes foibles (*a*).

Le lait qui eft le plus doux, le plus digeftible des alimens, convient auffi beaucoup aux Gens de Lettres, moyennant qu'ils ne foient point encore fatigués par les aigreurs, & qu'ils ne le prennent point avec des alimens ou qui peuvent l'altérer, ou qui, étant difficiles à digérer, le retiendroient trop longtems dans l'eftomac où il fe corromproit. Il faut pour bien faire le prendre ou feul ou feulement avec un peu de pain dans

---

(*a*) Quand l'expérience ne le prouveroit pas, on auroit pu le conclure de ce que le blanc eft la premiere nourriture du poulet, & que le jaune ne lui fert que les derniers jours. Si l'on doit même ajouter foi aux relations de quelques voyageurs, le jaune de l'œuf du *Tavon*, efpèce de Poule de mer des isles Philippines, ne fert jamais à la nourriture du petit animal, & quand il éclot le jaune fe trouve tout entier dans la coque; mais comment concilier cette obfervation avec celles qui démontrent invinciblement que le jaune eft une partie de l'animal même ?

un tems où la digeftion des autres alimens eft bien finie.

On peut placer auprès du lait le chocolat, qu'on doit ranger parmi les alimens plutôt que parmi les boiffons ;
c'eft la décoction d'une graine qui renferme deux parties, une farine douce,
nourriffante, digeftible ; & une huile
graffe, amère, pénétrante ; ce mêlange
en fait une nourriture qui répare promptement & qui fortifie, mais dont il ne
faut cependant point abufer. Le cacao
nourrit trop les perfonnes fanguines, il
augmente la quantité du fang, il les
échauffe ; comme aliment gras il occafionne quelquefois des pefanteurs d'eftomac, il fe digere mal, il ôte l'appétit,
il conftipe, & en général il ne convient
point quand il y a des obftructions ;
d'autrefois il s'aigrit. L'addition du fucre ne fait que le rendre plus digeftible,
mais celle des aromates, fur-tout de la
vanille & de l'ambre le rend infuporta-

ble pour plusieurs personnes, & nuisible à toutes celles qui sont échauffées &
dont le sang a de la disposition à se
porter à la téte.

§. 60. Les fruits dont on fait généralement le plus d'usage, sont les cerises,
les fraises, les framboises, les raisins de
mars, les groseilles, les meures, les
différentes especes de prunes & de pê-
ches, les poires fondantes, les abricots,
les raisins; tous ne sont pas également
salutaires; les cerises, les meures, les
pèches, les poires fondantes, les raisins,
sont ceux qui me paroissent mériter la
préférence, & leur qualité relâchante
& susceptible de s'aigrir pourroit même
les faire envisager dabord comme peu
convenables aux Savans auxquels je n'en
conseillerois point en effet un usage trop
continu ou trop abondant; mais comme dans l'énumeration des maux auxquels l'étude expose, on a vu qu'un des
plus cruels létoit la stagnation & l'épais-
sissement

ſiſſement de la bile, ces fruits ſont le reméde du monde le plus propre à le prévenir & à le guérir; leur jus qui eſt, de tous les ſavons, le plus doux, le plus fondant, le plus agréable, le ſeul nourriſſant & fortifiant, conſerve à la bile ſa fluidité, enleve les obſtructions, excite les inteſtins pareſſeux, guérit la mélan-cholie qui dépend des obſtructions du bas-ventre, & convient extrèmement à ceux des Gens de de Lettres dont j'ai parlé §. 43. p. 114. qui ſont expoſés à des fièvres inflammatoires, ou à ceux qui tombent dans des fièvres lentes, produites par le deſſéchement, ou par l'acreté putride des humeurs; ils ſont ſur-tout le vrai ſpécifique des mala-dies indiquées §. 22. qui dépendent de la corruption de la bile. On doit les éviter quand on eſt fort ſujet aux aigreurs, quand l'eſtomac & les inteſtins ſont dans un état de relâchement, que tout le corps eſt trop lâche, le ſang trop diffout, les forces épuiſées. Les perſonnes même auxquelles ils conviennent, ſur-tout les Gens de Lettres dont l'eſtomac a toujours beſoin de ménagement ſe trouveront toujours mieux de les prendre hors des repas, quand l'eſtomac eſt vuide, qu'à la fin des repas, de les prendre ſeuls ou avec un peu de pain que de les mêler à d'autres alimens, & ſurtout de ne boire par deſſus que de l'eau, qui eſt leur vrai digeſtif, au lieu que le vin les durcit & les aigrit.

§. 61. Il y a dans le choix des alimens des précautions à prendre qui ne peuvent point être preſcrites par des regles générales, mais que chacun doit découvrir en obſervant ce qui lui convient ou l'incommode. Chez quelques perſonnes la viande ſe digere plus aiſément que les légumes qui leur procurent une ſenſation déſagréable au creux de l'eſtomac, & dont ils doivent par là même beaucoup reſtreindre l'uſage, dont d'au-

tres se trouvent à merveille & beaucoup
mieux que de la viande, dont un usage
un peu abondant leur donne de l'angoisse,
des insomnies, de la tristesse, de la fiévre. En général on préfére les légumes
pour la nourriture des Gens de Lettres;
PLUTARQUE ne veut pas même qu'ils
goûtent de la viande dont l'usage, dit-il,
diminue l'intelligence; on peut citer, pour
autoriser ce système, l'exemple de plusieurs Philosophes célebres par l'étendue
de leur génie & de leurs connoissances,
qui n'en ont fait aucun usage, tels que
ZENON, PLOTIN, CHRYSANTE.
Feu M. COCCHI, célebre Médecin de
Florence, a donné sur cette matiere une
dissertation très intéressante (a); mais
je crois cependant devoir avertir que ce
seroit un abus dangereux que de vouloir
astreindre les Gens de Lettres à un régi-

____

(a) *Del vitto Pitagorico per uso della Me-
dicina.* Firenze 1744.

me abſolument végétal qui auroit, pour pluſieurs, des inconvéniens très-réels.

Quelques fois même leur eſtomac ſe trouve dans un ſi grand relâchement, leurs forces digeſtives ſont ſi fort émouſ-ſées, la bile ſi apauvrie, qu'ils ne peuvent digérer aucune eſpece de végetaux & qu'ils périroient s'ils s'obſtinoient à en vivre.

GALIEN, SETHI, PLEMPIUS s'accordent à regarder les poiſſons de riviere comme un des alimens les plus ſains pour les Gens de Lettres; on ſe ſent plus léger après leur uſage qu'après celui de la viande.

J'ai vu quelques Hommes de Lettres à qui le pain donnoit conſtamment des aigreurs, & qui ne peuvent en pren-dre qu'une très petite quantité. Et il n'y a point de praticien obſervateur qui n'ait remarqué ſouvent que le pain, cet aliment ſi ſalutaire pour les hommes ſains, ne l'étoit point dans pluſieurs maladies, & je fuis très fouvent obligé d'en faire beaucoup moderer l'ufage, quelques fois de l'interdire prefque entierement.

Les œufs incommodent beaucoup de gens fans qu'il foit toujours poffible d'en affigner la raifon; il en eft de même du lait; ainfi par rapport à ces alimens il faut abfolument confulter fon eftomac.

§. 62. Quoique l'apprêt le plus fimple foit le plus fain, l'on ne doit cependant pas exclure tous les affaifonnemens de la cuifine des Savans. Les fibres lâches de leur eftomac, dont l'action n'eft point animée par le mouvement, ont befoin de quelques légers ftimulans qui les tirent de leur engourdiffement, tels font le fel, le fucre, quelques aromates doux, tels que la canelle, la noix mufcate, & fur-tout ces aromates plus falutaires encore que nous cultivons dans nos jardins, le thym, la majorlaine, le bafilic, le cerfeuil, le fenouil, & d'autres du même ordre ; mais l'on doit éviter tous ceux qui, chargés d'une huile ou d'un fel exceſſivement acres, irritent trop fortement & dont l'action eſt trop durable. Tous les Gens de Lettres devroient, comme HORACE, haïr l'ail & éviter l'uſage de la moutarde & du poivre qui font remplis d'une huile eſſentielle preſque brulante. Ils doivent même être en garde contre un trop grand & trop fréquent uſage des aſſaiſonnemens les plus doux, qu'on ne devroit jamais regarder comme une partie des alimens ordinaires, puiſque tout ce qui irrite augmente la circulation, uſe les organes & abrege les jours.

§. 63. Une des regles de diétetique la plus importante pour la ſanté & à laquelle il eſt d'autant plus important de s'aſtreindre qu'on a l'eſtomac moins bon, c'eſt d'éviter les mélanges de différens alimens, & de ne jamais ſe permettre plus de deux ou tout au plus trois plats à chaque repas ; celui qui fe borne à un feul fait encore mieux ; & je connois un vieillard refpectable qui étant affez valétudinaire à l'âge de quarante ans, s'impofa la loi de ne jamais manger que d'un feul plat, il a tenu parole, & eft parvenu à celui de quatre vingt dix, jouiffant d'une excellente fanté, de toute la force de fon efprit, & de toute la vivacité de fes fens. Si l'on réflechit un moment fur cette varieté étonnante de mets dont les tables font fervies, fur le nombre de chofes différentes dont on charge fon eftomac en très peu de tems, on trouvera peu d'ufages plus ridicules ; quand on en obferve les fuites, on voit qu'il y en a peu de plus dangereux. Qu'HORACE nous faffe la leçon fur cet article, on recevra fes confeils avec plus de plaifir & peut-être plus de confiance que ceux des Médecins. „ Voyons main-„ tenant quels font les avantages de la „ frugalité: Premierement avec elle on

M 4

„ ſe porte bien. Pour en être convain-
„ cu rappellez-vous quelqu'un de ces
„ repas ſimples dont vous vous êtes ſi
„ bien trouvé ; mais dès qu'on mêle
„ les ragouts, les rôtis, le gibier, le
„ poiſſon, les viandes douces ſe chan-
„ gent en bile, & une pituite viſqueuſe
„ fait mille ravages dans l'eſtomac (*a*).

§. 64. Quelle que ſoit la ſalubrité &
la ſimplicité des mets dont les Gens de
Lettres font uſage, ſi, toujours occupés de leurs études, ils mangent machi-
nalement & ſans mâcher, comme je m'en
ſuis déja plaint, ils négligent un des
ſecours les plus utiles à la digeſtion.
Rien ne ſoulage l'eſtomac autant qu'une
maſtication exacte ; elle augmente la ſé-
crétion de la ſalive qui eſt le meilleur
des digeſtifs (*b*), elle en impregne exac-

(*a*) *Accipe nunc victus tenuis quae quanta*
que ſecum Afferat. &c. Satyr. 2. lib. 2.
(*b*) MACBRIDE *experimental eſſays* p.
15. 54. &c.

tement les alimens dont elle augmente la furface en les divifant extrèmement, & en les mettant par là plus à portée d'ètre pénétrés par les fucs de l'eftomac; leur diffolution dans l'eftomac devenant plus prompte, ils y féjournent moins longtems, ils s'y digerent & ne s'y corrompent point, par là même ils ne l'irritent ni ne le fatiguent, & cette premiere digeftion étant parfaitement bien faite tout le refte des fonctions s'en reffent & s'exécute avec aifance. La maftication a encore deux autres avantages, l'un c'eft que l'on mange réellement moins fans en ètre moins nourri ; l'autre, c'eft qu'elle contribue beaucoup à la confervation des dents ; en un mot fes avantages pour la confervation de la fanté font tels qu'on ne peut point affez les apprécier, ni trop infifter fur le tort trop général que l'on a de la négliger.

§. 65. La digeftion fe faifant lentement chez les Gens de Lettres, il ne leur convient point de manger souvent, & il y a une grande différence entre l'état d'un estomac encore à demi plein d'alimens à demi digerés, qui ont besoin de toutes les forces de l'estomac pour l'ètre complettement, & celui d'un estomac qui étant débarrassé de tout aliment, a repris ses forces & est baigné de sucs digestifs qui attendent de nouvelles nourritures; tout ce qu'on prend dans le premier état trouble la digestion commencée, & ne peut point éprouver dabord les premiers changemens d'une bonne digestion; ainsi il importe extrèmement aux Gens de Lettres de ne jamais manger mal à propos, & c'est bien assez pour eux de faire trois repas par jour, deux très légers, & l'autre un peu plus fort. J'ai vu quelques personnes dont le travail avoit dérangé l'estomac & la santé, se rétablir en observant la mode de vivre suivant que je leur avois conseillé avec des directions pour le choix des alimens, dont les détails feroient déplacés ici. Le matin en se levant ils buvoient un verre d'eau froide, ils déjeunoient une demi heure après, & s'occupoient pendant quatre ou cinq heures, ils prenoient alors de l'exercice au moins pendant une heure, & dinoient après s'être un peu reposés. Les premieres heures après le diner étoient confacrées ou à une promenade fort douce ou à quelques devoirs de focieté qui ne fatiguent ni l'efprit ni le corps ; ils s'occupoient encore quelques heures dans la foirée, & faifoient un fouper extrèmement léger, ce qui eft très important pour les Lettrés par plufieurs raifons. La premiere c'eft que le fommeil portant déja plus de fang à la tète il eft dangereux d'augmenter beaucoup la plénitude des vaiffeaux par un grand fouper avant que de fe coucher (*a*); la feconde c'eft que l'action

____

(*a*) Il y a plufieurs phénomenes qui prou-

des nerfs étant diminuée pendant le som‑
meil, les digeſtions auxquelles cette ac‑
tion eſt néceſſaire doivent ſe faire moins
bien; la troiſieme c'eſt que le ſommeil
des Gens de Lettres étant déja fort léger,
s'il y a dans l'eſtomac beaucoup d'ali‑
mens ils forment un principe d'irrita‑
tion qui, tenant tous les nerfs dans un
état d'agitation, trouble abſolument le
repos; on n'eſt pas éveillé parce qu'on
n'en a pas la force, on ne dort pas
parce qu'on ne peut pas jouir de ce cal‑
me profond qui forme le ſommeil, &
cet état fatigue exceſſivement & ruine
la ſanté; on le prévient en faiſant un
de ces ſoupers légers qui, comme on le
diſoit de ceux de PLATON, *ſont agréa‑*

---

vent cette plénitude des vaiſſeaux du cerveau
pendant le ſommeil, & on a tous les jours ſous
les yeux un phenomene qui la démontre palpa‑
blement, ce ſont ces grincemens de dents aux‑
quels beaucoup d'enfans & méme des adultes
ſont ſujets en dormant, & qui ſont toujours
beaucoup plus forts quand ils ont beaucoup
ſoupé.

bles pour le moment & pour le lendemain,
& laissent le corps sain & l'esprit libre,
au lieu qu'un souper abondant laisse la
tête embarrassée, le corps fatigué & l'esprit abbatu & incapable de s'occuper avec
succès.

> Vides ut pallidus omnis
> Cœnâ desurgat dubiâ ? corpus onustum
> Hesternis vitiis animum quoque praegravat
>   una,
> Atque affigit humo divinae particulam aurae
> Alter ubi dicto citius curata sopori,
> Membra dedit, vegetus praescripta ad mu-
>   nia surgit (a).

J'ai connu des hommes de Lettres qui
ont rétabli leur santé délabrée en pre-

(a) Voyez les visages pâles de ces gens qui
sortent d'une grande table. Il y a plus, le corps
fatigué des excès de la veille appesantit l'esprit & rend terrestre cette parcelle de la Divinité, ce souffle qui nous anime ; au lieu que
l'homme sobre se couche, s'endort, & se leve
plein de vigueur pour reprendre ses occupations.
HOR. *Sat.* 2. *lib.* 2.
THEOPHRASTE a aussi averti qu'*en mangeant beaucoup & en se nourrissant de viandes
on affoiblissoit sa raison, on appesantissoit son
esprit, & on contractoit une espece d'imbécilité.*

nant feulement un peu de lait pour fouper. Ne feroit-on pas encore mieux,
dira-t-on peut être, de ne point fouper du tout? Quelques perfonnes font
dans cet ufage, & s'en trouvent bien,
mais il ne peut point convenir indiftincte-
ment à tous les Gens de Lettres; comme
ils ont l'eftomac extrèmement fenfible &
les nerfs fort délicats, s'ils reftent trop
longtems fans prendre quelque chofe, les
fucs digeftifs acquierent une acreté qui,
n'étant point enveloppée par les alimens,
irrite l'eftomac, & cette irritation fuffit
pour troubler le fommeil.

§. 66. Ceux qui font attachés au plaifir de manger pourroient être tentés d'en-
vifager ces regles comme des préceptes
auftères qui n'ont jamais été exactement
fuivis, & qu'il feroit peut-être dangereux de fuivre à la lettre; il eft aifé de
les raffurer par une foule d'exemples qui
prouvent qu'une fobriété bien plus grande que celle que j'ai preferite, eft le vrai

moyen de conferver une fanté parfaite.
ANACREON qui parvint à une vieilleffe avancée, ne fe nourrit, les dernieres années de fa vie que de raifins fecs.
AUGUSTE, dont on a vu que les infirmités avoient beaucoup de rapport avec
celles des Gens de Lettres, eft un mo-
dele à leur offrir pour la fobrieté, il fe
bornoit à la plus petite quanté de nourriture (*a*). PAUL l'HERMITE, ST.
ANTOINE, ARSENIUS, ST. EPI-
PHANE, pour ne pas parler de plufieurs
autres folitaires dont la longue vie eft
moins bien atteftée, vécurent tous au
delà d'un fiecle en ne fe nourriffant que
de pain, de dattes, de quelques racines,
d'un peu de fruit & d'eau. GALIÈN
raccommoda fon tempérament par l'exercice & par une grande frugalité. BAR-
THOLE, ce célebre reftaurateur du droit
dans le quatorzieme fiecle, eft le pre-

(*a*) *Minimi cibi erat.* SUET.

mier, fi je ne me trompe, qui ait pefé fes alimens, il les réduifit à une très petite quantité afin de conferver par là fon génie également difpofé, en tout tems, à l'étude à laquelle il fe livroit avec une ardeur dont on a vu peu d'exemples (*a*). Mais un des exemples les plus frappans & les plus inftructifs c'eft celui de LOUIS CORNARO, noble Vénitien, d'une des plus anciennes familles & de celles qui ont fourni le plus de Doges à cette république. Dès l'âge de vingt cinq ans il fut attaqué de maux d'eftomac, & de douleurs de côté, d'un commencement de goutte;

de

(*a*) L'on nous a confervé une anecdote de la vie de BARTHOLE qui n'eft pas à l'avantage des Lettres, & ne prouve que trop qu'en s'y livrant avec excès elles produifent un fond dangereux d'hypocondrie, de mifantropie, & d'humeur. Il étoit revêtu d'une charge de judicature confidérable, & condamnoit à mort fur le plus léger foupçon, ce qui le rendit fi odieux au peuple que pour en fuir la violence, il fut obligé de fe retirer à la campagne.

de fiévre lente ; malgré une multitude
de remédes fa fanté continuoit, à quarante ans, à être très mauvaife, il aban-
donna alors tous les remédes, & s'impofa le genre de vie le plus fobre, s'étant
réduit à douze onces de nourriture folide, & quatorze onces de boiffon par
jour, ce qui ne fait que le quart de la
nourriture ordinaire d'un homme dans
le même pays où il vivoit ; l'effet de ce
régime qu'il a décrit lui-même dans un
petit ouvrage intitulé *des avantages de
la vie fobre* (*a*), fut tel que les infirmités, difparoiffants peu à peu, firent
place à une fanté ferme & robufte, accompagnée d'un fentiment de bien-être
& de contentement qu'il n'avoit jamais
connu auparavant. A l'âge de quatre vingt
quinze ans il écrivit un ouvrage fur la
naiffance & la mort de l'homme, dans

(*a*) *Luigi* CORNARO *difcorzi della vita
fobria.*

N

lequel il fait le portrait le plus intéreſſant de ſa vie. „ Je me trouve ſain & gail„ lard comme on l'eſt à vingt-cinq ans; „ j'écris ſept ou huit heures par jour, „ le reſte du tems je me promene, je „ cauſe, ou je tiens ma partie dans un „ concert; je ſuis gai, j'ai du goût pour „ tout ce que je mange, j'ai l'imagina„ tion vive, la mémoire heureuſe, le „ jugement bon, & ce qui eſt ſurprenant à „ mon âge, la voix forte & harmonieu„ ſe, " Il vécut au delà de cent anś. Le ſavant Jéſuite Flamand, *Léonard* LESSIUS, enchanté de la méthode de CORNARO, traduiſit ſon traité de la vie ſobre en latin, en adopta la pratique pour lui-même avec le plus grand ſuccès, & compoſa ſur ces principes un ouvrage diététique dans lequel il démontre tous les avantages de la frugalité *(a)*.

____

(*a*) *Icon.* LESSII *Hygiaſticon, ſeu vera ratio valetudinis bonae.* Antverp. 1563.

RAMAZINI nous a conservé l'histoire du Cardinal SFORTIA PALLAVI-
CINI, qui, après avoir travaillé tout
le jour sans rien prendre se bornoit à
faire un souper léger (a); & pour nous
rapprocher plus de notre tems, l'immortel NEWTON, qui est parvenu à un
âge très avancé, n'a vécu pendant le
tems de ses plus grandes méditations que
d'un peu de pain & d'eau, rarement
d'un peu de vin d'Espagne, & pendant
le cours de sa vie il n'a presque rien pris
de plus, si ce n'est un peu de poulet.
Le fameux Chevalier LAW, l'un des
hommes qui a fait les plus grands efforts
d'esprit, pour conserver toujours sa tête
parfaitement libre & toute la vivacité de
son esprit, ne vécut pendant plusieurs

____

(a) *Totam diem litterarum studio sine cibo
targiebatur, mox cœnâ modicâ sumptâ ac stu-
diorum curâ ablegatâ, somno & virium repa-
rationi noctem totam impendebat. De littera-
torum morbis dissertatio.* Opera omnia p. 654.

années qu'avec la moitié d'un poulet par jour, & environ une livre de pain; il ne buvoit que de l'eau ou des liqueurs aqueufes (*a*), & le choix de cette boiffon doit encore être regardé comme un des moyens les plus propres à conferver la fanté.

§. 67. L'eau eft la boiffon que la Nature a donné à toutes les nations, elle l'a faite agréable pour tous les palais, & lui a donné la vertu de diffoudre tous les alimens. Les Grecs & les Romains la regardoient, avec raifon, comme une panacée univerfelle; & elle eft en effet un très grand remede toutes les fois qu'il y a beaucoup de féchereffe, quand on eft incommodé par les aigreurs, quand la bile a acquis trop d'acreté. . On doit choifir une eau de fontaine pure, douce, fraiche, qui mouffe facilement avec le

____

(*a'*) CHEYNE *Natural method of curing the difeafes of the body &c.* part. 2. ch. 2. §. 4.

favon, qui cuife bien les légumes, qui lave bien les linges; quand elle réunit toutes ces qualités elle facilite extrême-ment les digeftions, elle fortifie, elle en-tretient toutes les évacuations, elle pré-vient tous les engorgemens, elle rend le fommeil plus tranquille, la tête plus net-te, la gaycté plus conftante, & les mœurs plus douces. En comparant fes effets à ceux du vin, la comparaifon eft toute en faveur de l'eau.

§. 68. Le vin agit comme un ftimu-lant, il irrite les fibres & augmente le mouvement, effet qui fouvent répété, abrége néceffairement la vie; fujet à s'ai-grir, il augmente les aigreurs qui font un des maux des Gens de Lettres; il a d'ailleurs un inconvénient très grand pour eux, & qui feul devroit les dé-terminer à s'en priver, c'eft qu'il por-te puiffamment les humeurs à la tête & augmente par là les maladies de cette partie, auxquelles les études difpofent

déja si fortement. L'on soulage rarement
les migraines, & on ne parvient point à
prévenir les apopléxies sans interdire
cette boisson, dont l'usage journalier,
bien loin de faciliter la digestion, la trouble chez presque toutes les personnes
qui n'ont pas l'estomac très bon. L'on
a remarqué souvent que les personnes
qui ne buvoient que de l'eau avoient le
génie plus net, la mémoire plus ferme,
les sens plus exquis; DEMOSTHE-
NE, C. NAUDÉ, TIRAQUEAU,
M. LOCKE, M. DE HALLER, n'ont
jamais bu que de l'eau; MILTON buvoit rarement autre chose; la plúpart
des plus grands hommes, & tous les
hommes qui ont vécu longtems n'ont
bu que très peu de vin, qui est nuisible dans
presque tous les maux de nerfs, fléau
ordinaire des Gens de Lettres, & qui
font si inévitablement la suite des études
que je ne doute pas que cet amour des
sciences, qui est depuis un siecle la

manie régnante, ne soit une des principales causes de l'augmentation frappante des maladies de cette espece (*a*),

---

(*a*) Les maladies des nerfs sont beaucoup plus fréquentes & plus variées qu'elles ne l'étoient il y a soixante ans ; c'est une vérité généralement connue, tout le monde l'observe, s'en plaint & en demande les raisons : il y en a plusieurs, j'indiquerai ici les principales. 1°. L'amour des Sciences & la culture des Lettres beaucoup plus répandues. On pourroit dire, comme CICERON disoit autrefois des Dieux, il est plus aisé de rencontrer un Académicien qu'un homme. Cette foule de presses qui roulent continuellement en Europe, cette immensité d'ouvrages qui en sortent tous les jours supposent nécessairement une multitude d'hommes qui n'ont peut-être point les vrais attributs des Savans, mais qui sont plus ou moins exposés aux maux qu'ils éprouvent, & l'on a vu que les maux de nerfs en sont une partie. Tant d'auteurs font éclore une foule de lecteurs, & une lecture continuée produit toutes les maladies nerveuses ; peut-être que de toutes les causes qui ont nui à la santé des femmes la principale a été la multiplication infinie des romans depuis cent ans. Dès la bavette jusques à la vieillesse la plus avancée, elles les lisent avec une si grande ardeur qu'elles craignent de se distraire un moment, ne prennent aucun mouvement, & souvent veillent très tard pour satisfaire cette passion ; ce qui ruine absolument leur santé ; sans parler de celles qui sont elles mêmes auteurs, & ce nombre

N 4

qu'un régime convenable, l'exercice, la privation des eaux chaudes & celle du

---

s'accroit tous les jours. Une fille qui à l'âge de dix ans lit au lieu de courir, doit être à vingt une femme à vapeur & non point une bonne nourriffe.

2°. Un beaucoup plus grand ufage des eaux chaudes, dont je fais voir tous les dangers dans le paragraphe qui fuit celui-ci.

3°. L'augmentation du luxe, qui entraine une vie beaucoup plus molle pour les maitres & pour les domeftiques, & qui a multiplié prodigieufement le nombre des arts fédentaires dont l'établiffement fi vanté a ruiné tout à la fois l'agriculture & la fanté. J'ai vu dans ce pays quelques villages dont tous les habitans, occupés aux ouvrages de fuftaillerie, paffoient leur vie à aller couper les arbres dans les foréts, à les mettre en œuvre, à conduire leurs ouvrages fur les marchés, & c'étoit le canton du pays, où l'on trouvoit les hommes les plus beaux, les plus forts, les mieux portants, les plus à leur aife : il y a trente ans qu'il s'y établit quelques lapidaires, la quantité d'argent augmenta & féduifit, la lapidomanie gagna, la fuftaillerie tomba, la vie fédentaire fuccéda à la vie active, des mercenaires étrangers font venus travailler leurs terres, la nouvelle profeffion a perdu de fa vogue, c'eft aujourd'hui le quartier du pays qui a le plus de maladies de langueur, les hommes y ont dégénéré & l'aifance s'en éloigne pour n'y revenir peut-être jamais, parce qu'elle fuit les contrées où les hommes font foibles & oififs.

Plufieurs ordres de gens qui fe fervoient eux-

vin guériſſent plus ſouvent que les reme-
des. Je ne veux cependant pas qu'on

---

mêmes il y a trente ans, ſe font ſervir aujour-
d'hui ; ceux qui alloient à pied vont à cheval,
ceux qui alloient à cheval vont en voiture, ils
trouvent même le cahotement des voitures pu-
bliques trop rude & les derniers artiſans ne
voyageront bientôt plus que dans des caroſſes à
reſſorts bien liants.

On demeure beaucoup plus en ville qu'on ne
faiſoit, le mot vague d'éducation a frappé les
oreilles, & ſans ſavoir quelles idées on y atta-
choit, on eſt venu en ville donner de l'éducation à ſes enfans, & ils y ont perdu leur ſanté,
& trop ſouvent peut-être leurs vertus ; qu'ont
ils acquis en échange ?

4°. Plus de paſſions ; le luxe & la vie de la ville
les mettent néceſſairement en jeu, ils augmentent
la vanité, la cupidité, l'ambition, la jalouſie,
paſſions nuiſibles qui détruiſent la ſanté & produiſent tous les maux de nerfs ; ils diminuent
les liaiſons, l'amitié, la gayeté, qui font tant
de bien.

5°. Un goût d'aſſaiſonnement dans la cuiſine
beaucoup plus échauffant, ce qui uſe néceſſairement les organes, jette dans la foibleſſe, la
fievre lente, tous les maux de nerfs.

6°. Une dégénération qui eſt inévitable. Les
enfans ſe reſſentent des maux des peres : nos
ayeux ont commencé par s'écarter un peu du
genre de vie le plus ſalutaire, nos grands peres
ſont nés un peu plus foibles, ont été élevé plus
mollement, ont eu des enfans encore plus foibles qu'eux, & nous, quatrieme génération,

conclue que je condamne abfolument l'u-
fage du vin pour les Gens de Lettres;
mais je voudrois qu'on n'en fît point
une boiſſon journaliere & qu'on le re-
gardât comme un remede, il n'y en auroit point de plus agréable & de plus
utile dans les cas de grand relâchement,
de foibleſſe, d'abbattement; on le pren-
droit, comme on a vu que M. NEW-
TON le prenoit, pour ſe fortifier dans
les travaux extraordinaires au lieu d'a-
limens, pour ranimer après de grands
épuiſemens; pour ſe ſoutenir dans les
afflictions; mais qu'en tout autre tems

---

nous ne connoiſſons plus la force & la fanté que chez les vieillards octogenaires ou
par oui dire. Il faudroit, pour nous les rendre, ou une conduite raiſonnée qu'on ne peut
point eſpérer; ou quelques fiecles de barbarie
qu'on n'oſe pas même defirer.

7°. Les influences des maladies ſecrettes, qui
détruiſent la vigueur de l'humanité dans ſes ger-
mes, qui font ſi genérales, & dont le traitement,
qui pourroit être ſi ſimple & ſi ſûr, eſt malheureuſement encore ſi varié, ſi incertain, ſi ſouvent
cruel & funeſte.

les Gens de Lettres le laissent entiérement, & qu'ils ne craignent point le
danger de rompre une habitude invéte-
rée, ce danger est nul, & de cent personnes qui quittent brusquement tout usage du vin il n'y en a pas deux qui en
soient incommodées. Quand il convient
aux Gens de Lettres d'en faire usage,
qu'ils employent un vin plus nourrissant
que spiritueux, qui n'ait ni apreté ni
aigreur, & qui fortifie sans irriter, *gene-
rosum & lene*; mais qu'ils évitent soigneu-
sement l'usage de ces petits vins, qui,
comme dit VANHELMONT, font
plutôt du vinaigre que du vin, & qui
produisent des aigreurs, troublent la digestion & irritent les nerfs.

§. 69. Il y a un autre genre de boisson qui n'est pas moins nuisible aux
hommes studieux que le vin, & dont
ils font un beaucoup plus grand usage,
ce font les boissons chaudes, dont l'usage
a augmenté prodigieusement depuis un

fiecle. Il fe gliffa à cette époque un préjugé funefte dans la Médecine ; on étoit
encore dans l'enthoufiafme de la découverte de la circulation, on crut qu'il
falloit pour la confervation de la fanté
la rendre la plus facile qu'il feroit poffible, que pour cela il falloit donner une
extrême fluidité au fang, & que par là
même il convenoit de boire une grande
quantité d'eau chaude. *Corneille* BON-
TEKOE, Médecin Hollandois, mort
enfuite à Berlin premier Médecin de l'E-
lecteur de *Brandebourg*, publia en 1679.
un petit ouvrage, en Hollandois, fur le
thé, le caffé, & le chocolat, dans lequel il prodigue les éloges les plus ou-
trés au thé pris même aux dofes les plus
exceffives, jufques à cent & deux cent
taffes par jour, & nie qu'il puiffe en-
dommager l'eftomac : cette erreur fe ré-
pandit avec une rapidité étonnante dans
tout le Nord de l'Europe, & eut les fuites
les plus fâcheufes ; l'époque de fon intro-

duction eft celle d'une révolution marquée & funefte dans l'hiftoire de la fanté. Les gens qui obfervent ne tarderent pas à voir le mal ; M. DUNCAN, Médecin François, établi à Rotterdam, publia en 1705. un petit ouvrage dans lequel on trouve, parmi beaucoup de mauvaife théorie, d'excellents confeils contre l'ufage des boiffons chaudes (a). M. BOER-HAAVE s'éleva avec force contre cet abus ; tous fes éleves l'ont combattu, & tous les grands Médecins ne penfent point autrement ; on eft parvenu à en arrêter les progrés, & même, depuis quelques années, à le diminuer (b) ;

(a) P. DUNCAN *Avis falutaire contre l'abus du caffé, du chocolat & du thé*, Rotterd. 1705. 8vo. Cet ouvrage eft introuvable aujourd'hui.

(b) Le thé & le caffé font profcrits en Suede, & je vois dans les papiers publics que toute une province confidérable de l'Allemagne renonce volontairement au caffé, comme les colonies Angloifes en Amérique ont renoncé au thé.

mais malheureufement le préjugé fe conferve encore chez les valétudinaires ; ils s'imaginent que l'épaiffiffement du fang eft la caufe de leurs maux, & cette idée les engage à continuer ces breuvages malfaifants. Ces théhieres pleines d'eau chaude que je trouve fur leurs tables, me rappellent la boëte de Pandore d'où tous les maux fortent, avec cette différence qu'elles ne laiffent pas même l'efpérance, mais au contraire, en propageant l'hypocondrie, elles répandent la triftelle & le défefpoir.

§. 70. Le fophifme qui a induit les perfonnes foibles à faire un fi grand ufage de boiffons chaudes n'eft pas difficile à détruire. Il eft vrai que la circulation fe fait fouvent chez eux foiblement, lentement, mal, que les humeurs croupiffent, qu'il fe forme des obftructions, mais tous ces accidens dépendent de la foibleffe des vaiffeaux & non point de la denfité ou de l'épaiffiffement des liqueurs,

qui font au contraire trop peu confif-
tantes. Si l'on faigne en même tems un
laboureur robufte & un homme qui paffe
fa vie dans fon cabinet, ou un autre
valétudinaire, on trouvera le fang du
premier épais, d'un rouge foncé, quelquefois couvert d'une peau blanche &
dure de la nature de celle qu'on trouve
dans les maladies inflammatoires; celui
du fecond fera diffout, aqueux, peu co-
loré, glaireux; cette partie qui forme
fur le fang du premier une peau forte
ne forme chez le fecond qu'une gelée
molle; ce feroit donc au premier à éclaircir fon fang, fi cet état du fang étoit
maladif, par beaucoup de boiffons dé-
layantes; le fecond ne doit avoir d'autre but que de l'épaiffir, & doit par là
même éviter la grande quantité de boiffons quelconque & les boiffons tiedes,
qui augmentent cette difpofition à l'hy-
dropifie qui, comme je l'ai déja dit §.
19. eft fouvent l'effet d'une vie ftudieufe

& sédentaire; M. D U V E R N E Y, le jeune, en rapporte un exemple bien marqué dans les mémoires de l'Académie Royale (*a*). Mais c'est sur - tout l'estomac qui se ressent le premier des mauvais effets des eaux chaudes qui nuisent de plusieurs façons.

La grande quantité qu'on en boit gonfle cet organe, ses fibres trop tendues par ce volume de boisson, qui en même tems qu'elle les étend par sa quantité les relâche par sa qualité, tombent dans le relâchement, la foiblesse, & perdent la force nécessaire à leurs fonctions, les alimens restent alors trop longtems sur l'estomac & causent un sentiment de pesanteur desagréable, dont on cherche à se débarrasser en buvant de nouveau beaucoup de quelque décoction délayante, qui entraînant, comme un torrent, les alimens

------

(*a*) Année 1703.

alimens à demi digerés, foulage en effet
pour le moment, mais augmente réellement la caufe du mal.

Un fecond danger des eaux chaudes
& en général de la quantité de boiffon
quelconque, c'eft de noyer les fucs digeftifs qui fe trouvent par là fans aucune force, & comme ils font l'agent
effentiel des digeftions on ne les émouffe
point impunément, d'autant plus qu'aucune boiffon n'eft capable de les remplacer, & que les ftomachiques les plus van-
tés, dont plufieurs font prefque toujours
nuifibles, n'équivalent jamais à la falive
& aux liqueurs qui fe féparent dans l'eftomac. Il faut boire beaucoup pour fe
bien porter, on ne peut fur-tout jamais
boire trop d'eau, difent quelques perfonnes, & peut-être même quelques Médecins, mais c'eft être bien peu inftruit
des loix de l'œconomie animale & des
effets de la boiffon abondante. Le relâchement de l'eftomac, l'affoibliffement

des sucs digestifs, la précipitation des
alimens avant que d'être digerés, voilà
les effets certains de cet abus trop général; ils font plus moins augmentés suivant la qualité de ces boiffons. Celles
qu'on prend chaudes ou tiédes ont un
danger qui leur eft plus particuliérement
attaché, c'eft de détruire cette fine mucofité qui revêt ou tapiffe intérieurement
l'eftomac, les boyaux & en général tous
les vifcéres creux, & qui préferve leurs
nerfs de la trop forte impreffion des alimens ou des autres corps auxquels ils
donnent paffage. Quand cette mucofité
eft une fois emportée par le lavage continuel d'une boiffon tiède, chargée ordinairement de principes acres qui en augmentent le danger, les nerfs, fe trouvant à nud, éprouvent des douleurs vives après le manger, à moins qu'on ne
foit très attentif à choifir les alimens les
plus doux: les inteftins, dépouillés comme l'eftomac, font éprouver des dou-

leurs de colique vives , & le mal se ré-
pandant jusques aux membranes inter-
nes de tous les petits vaisseaux, les nerfs,
par tout irrités , acquièrent cette mobilité qui fait le malheur de tant de gens.

§. 71. Le danger de ces boissons est ,
comme je l'ai dit , fort augmenté par les
qualités des plantes dont elles sont chargées ; la plus funeste , quand on en fait
un usage fréquent ou abondant, est ,
sans contredit, le thé , que nous tirons
depuis près de deux siecles de la *Chine*
& du *Japon*, & qui a si fort multiplié
les maladies de langueur dans les pays
où il s'est introduit, qu'on peut aisément juger, en faisant attention à la santé des habitans d'une ville, s'ils boivent
du thé ou s'ils n'en boivent pas ; & l'un
des plus grands biens physiques qui pussent arriver à l'Europe ce seroit une pro-
hibition générale de l'importation de cette feuille fameuse, dans laquelle on ne
trouve de principe essentiel qu'une gom-

me acre & corrosive avec quelques particules adstringentes (*a*), qui donnent

---

(*a*) Un très habile Jurisconsulte, ayant lu
la premiere édition de cet ouvrage, me fit l'a-
mitié de m'écrire une lettre très polie, dans
laquelle je trouvai une observation importante
qu'il m'a permis de communiquer au public à
qui elle peut être très utile. ,, Dans le mois
,, de Juin 1765. j'eus quelque ressentiment d'ar-
,, deur d'urine, accompagné de douleurs qui
,, m'étoient inconnues ; le détail que j'en fis
,, à M. le D.... m'apprit que j'avois la gravel-
,, le, & il m'ordonna des pillules de théreben-
,, tine & une infusion de pareira brava & de
,, reglisse ; l'usage de ce remede me fit rendre
,, des fragments de petites pierres, comme des
,, fragments qui auroient servi à envelopper
,, un petit noyau, ayant un côté concave l'au-
,, tre convexe, des angles, &c. leur passage
,, quelquefois très douloureux, le plus souvent
,, n'excitant qu'une très petite sensation. J'é-
,, tois ordinairement reserré, mais vers la fin
,, de Novembre l'usage de ces remédes me don-
,, na un tenesme qui me fit cruellement souf-
,, frir. M... m'ordonna la suppression de tout
,, remède, des lavemens &c. Ensuite M. le
,, D... que je consultai, m'ordonna des pillu-
,, les de savon & autres remédes ; le tenesme
,, leur succeda. Ayant lu dans l'histoire univer-
,, selle que les Chinois ne connoissoient ni la
,, pierre ni la gravelle, ce qu'on attribuoit au
,, fréquent usage de thé qu'ils buvoient com-
,, me boisson froide sans aucun mélange, j'es-
,, sayai de me conformer à cette régle. Je m

au thé quand il est fort chargé, ou qu'il
a tiré longtems & qu'il est refroidi, un

„ faisois aucun usage du thé, ainsi sa boisson
„ m'étoit nouvelle. Je pris un quart d'once de
„ bon thé bohé du Japon, je fis jetter dessus
„ un bon pot d'eau bouillante & laissai refroi-
„ dir l'infusion. Je la tirai ensuite au clair &
„ en pris le matin trois tasses, à une heure en-
„ viron de distance, deux à jeûn, une après
„ déjeûner, une quatrieme deux heures après
„ le diner. Le premier jour l'effet fut simple-
„ ment une plus grande abondance d'urine ;
„ mais le second jour je rendis le matin dou-
„ ze gros fragmens, un noyau comme un pe-
„ tit pois & de la poussiere, & ce qui me fit
„ le plus de plaisir, l'usage du thé me procu-
„ ra d'aller du ventre comme dans la plus parfaite
„ santé. J'ai continué dès lors cette boisson
„ avec des intervalles, quelquefois de huit
„ jours, l'été passé même d'un mois, & l'effet
„ a été constamment le même & bien loin de
„ nuire à l'estomac, j'ai meilleur appetit, je
„ digére mieux, je me ménage pour le régime
„ sans esclavage ; je bois du vin blanc de la
„ côte avec les trois quarts d'eau, & le plus
„ souvent un gobelet médiocre me suffit pour
„ un repas ; point de fromage ni de salé &c.
„ J'ai septante sept ans accomplis à deux
„ mois près, il faut peu de chose pour me pro-
„ curer une selle ou deux plus abondantes ; avant
„ l'usage du thé, une légere infusion de poli-
„ pode bue à froid suffisoient pour cela, j'en
„ faisois sur tout usage quand j'étois enrhumé,
„ & je m'en trouvois bien.

O 3

goût ftiptique qui crifpe légerement la langue, mais qui noyé dans l'eau chau- de ne prévient point fes effets relâchants; ils font fi marqués que j'ai vu fréquem- ment des hommes très forts & très bien portants, à qui quelques taffes de thé, bues à jeûn, donnoient des anéantiffe- mens, des baillemens, des mal-aifes, qui duroient quelques heures, & quelque- fois ils s'en reffentoient toute la journée. Je fais que ce mauvais effet n'eft pas auffi marqué fur tout le monde, je con-

,, Je vous fais ce détail pour que vous puif-
,, fiez conjecturer pourquoi le même ufage du
,, thé n'a pas fait le même effet à d'autres per-
,, fonnes qui l'ont tenté, peut-être falloit-il
,, une autre dofe, &c. peut-être n'ont-elles
,, eu affez de patience.
,, J'ai fait le mois paffé une expérience réi-
,, terée trois fois de mettre du fucre dans mon
,, thé, il m'a fait uriner & aller du ventre à
,, l'ordinaire, mais fans aucun fragment du
,, tout.
Cette obfervation, dont on peut tirer parti, n'eft point en oppofition, non plus que l'ufage que les Chinois font du thé, avec ce que je dis de l'abus qui s'en fait en Europe.

mois quelques perfonnes qui fe portent très bien & boivent tous les jours du thé, mais fort moderément, d'ailleurs les exemples de quelques heureux qui échappent à un danger, ne prouvent jamais que le danger n'exifte pas.

§. 72. L'on ne peut point mettre le caffé dans la même claffe que le thé, leurs effets n'étant point les mèmes; quoique le caffé foit une eau chaude il nuit moins cependant à ce titre, que comme un ftimulant puiffant qui irrite fortement les fibres par fon huile amère & aromatique qui, étant alliée à une farine fort digeftible & nourriffante, lui mériteroit une place diftinguée dans les pharmacies à la tète des amers ftomachiques, dont il feroit le plus agréable & un des plus puiffans, mais qui devroit en faire bannir l'ufage ordinaire qui eft véritablement pernicieux; cette irritation journalière des fibres de l'eftomac détruit à la fin leur force; fa mucofité fe perd, les

nerfs font irrités, ils acquiérent une mobilité finguliere, les forces fe détruifent,
& l'on tombe dans des fiévres lentes &
dans une foule de maux dont trop fouvent on cherche à fe cacher la caufe, &
qui font d'autant plus difficiles à détruire que cette acreté alliée à une, huile
paroit non feulement infecter les fluides,
mais adhérer même aux vaiffeaux. Quand
on n'en prend que rarement il réjouit,
il brife les matieres glaireufes de l'eftomac, il en ranime l'action, il diffipe les
pefanteurs & les maux de téte qui dépendent du dérangement des digeftions, il
épure même les idées & aiguife l'efprit
s'il faut en croire les Gens de Lettres,
auff en font ils un grand ufage; mais
HOMERE, THUCIDIDE, PLATON,
XENOPHON, LUCRECE, VIRGI-
LE, OVIDE, HORACE, PETRO-
NE, je pourois même dire hardiment
CORNEILLE & MOLIERE, dont les
chef-d'œuvres feront les délices de la

postérité la plus reculée, buvoient-ils du caffé? Le lait diminue un peu l'irritation que le caffé occasionne, mais n'en détruit point tous les mauvais effets, ce mélange en a même qui lui sont particuliers & les Gens de Lettres sages devroient en général reserver le caffé pour leur reméde favori, mais ne jamais en faire leur boisson quotidienne; cette habitude est d'autant plus dangereuse qu'elle dégénère bientôt en besoin auquel peu de personnes ont la force de se souftraire. On sait qu'on s'empoisonne; mais le poison est doux & on l'avale.

§. 73. Le choix de l'air seroit encore de la plus grande importance, il agit sur l'ame comme sur le corps; un air sain, disoit HIPPOCRATE (a), donne de l'intelligence; celui de *Béatie* & de *Thrace* rendoit l'esprit lourd,

Beotum in crasso jurares aere natum.

(a) *De morbo sacro* N°. 17.

celui d'Athènes le rendoit pénétrant, &
PLATON dit que *Minerve* avoit choisi
cet endroit pour y élever les plus sages des hommes (*a*). Les Savans devroient, autant qu'ils le pourroient,
choisir un air temperé, pur & sec, qui
est exellent pour le poulmon, favorise la
circulation, & donne de la force aux
fibres; l'air froid & sec est supportable;
mais l'air humide est très dangereux, il
augmente les incommodités des Gens de
Lettres, il relâche, il arrête la transpiration, produit des catharres, des rhu-
matismes, des paralysies (*b*). Les Gens

____

(*a*) *Dans son Timée* au commencement,
„ N'ignorez point, dit-il ailleurs, que la si-
„ tuation des lieux ne contribue pas peu à ren-
„ dre les hommes meilleurs ou pires. *De le-*
„ *gib. lib.* 5.
(*b*) M. PELLEGRINI, célébre Médecin
& Professeur d'Anatomie à Vénise, qui a donné une traduction italienne très-exacte & très
elegante de l'*Avis au Peuple*, à laquelle il a
ajouté quelques remarques extrémement utiles,
a fait une observation qui prouve tout le danger des appartemens humides; c'est celle d'une
femme dans la force de l'âge, très bien por-

de Lettres font comme AUGUSTE, &
comme toutes les perſonnes délicates, ils
ne peuvent ſupporter ni les grands froids,
ni ſur-tout les chaleurs exceſſives qui
les éprouvent beaucoup, parce qu'on ne
peut pas s'en garantir auſſi aiſément que
du froid. MILTON tomboit pendant
l'été dans un accablement qui approchoit
de la ſtupidité. M. DODART parle
d'un jeune homme de huit ans dont le
génie étoit fort précoce, qui perdoit toute ſa mémoire pendant le tems des cani-
cules & qui la recouvroit dès que l'air
étoit rafraichi pendant quelques jours (a);
& M. LANCISI, ce célébre Médecin
des Papes INNOCENT XI. & CLE-
MENT XII. écrivoit à ſon ami COC-

---

tante, à qui des ſéjours dans une habitation
humide donnoient toujours une attaque d'apo-
pléxie, qui ne guériſſoit que dans un air ſec,
& dont elle fut entierement préſervée quand elle
ſe détermina à ne plus habiter cet appartement.
Avertimenti al popolo p. 44

(a) *Hiſtoire de l'Académie Royale des Sciences ann.* 1705. *p.* 72.

CIII, que pendant les grandes chaleurs, s'il ne souffloit point des vents frais, il étoit incapable de penser & d'écrire (a). Le grand froid irrite les nerfs & donne des convulsions aux personnes qui les ont très mobiles; les Gens de Lettres doivent donc éviter les extrèmes. Ils ne font pas toujours maitres de choisir le lieu de leur demeure, chacun ne peut pas aller chercher à *Bayes* ou à *Alexandrie* l'air le plus salutaire; la campagne, qui est l'endroit où l'on pense le mieux & où l'on respire l'air le plus pur, n'est pas toujours celui qui convient le mieux aux Gens de Lettres que plusieurs circonstances fixent souvent dans les villes, mais ils peuvent au moins s'y choisir un logement aussi sain qu'on peut l'y trouver, qui soit haut, bien éclairé, exposé au vent en été, au soleil en hyver, qui soit éloigné des quartiers dans lesquels il y a des

____

(a) LANCISI ad COCCHI p. 47.

exhalaisons malsaines, telles qu'en fourniffent les tueries, boucheries, taneries,
&c. ils doivent avoir grand foin de renouveller fouvent l'air de leur chambre,
& c'eft une des raifons qui font que les
chambres à cheminée, où il fe renouvel-
le continuellement, font plus faines que
celles qui ont des poëles (*a*) ; un autre
de leurs avantages, c'eft qu'on n'eft pas
expofé à y avoir froid aux pieds comme dans celles à poële, & cela eft extrêmement important. S'ils habitent une chambre à poële ils doivent faire attention
que le thermometre ne s'éleve pas trop
haut, fi celui de M. de Reaumur
eft longtemps à douze on en eft incommodé ; quand il n'eft qu'à dix, fi l'on refte
plufieurs heures affis les extrèmités fe
refroidiffent : dix & demi me paroit le

(*a*) *Breviter & fine tergiverfatione audeo
definire, feffionem multo falubriorem effe ante
luculentum focum, quam in hypocaufto.* Plempius *de togat. valet. tuend.* p. 57.

degré le plus convenable, mais qu'il ne
monte jamais plus haut, il vaut bien
mieux qu'il reſte en deſſous. Je parle
d'un thermometre placé loin du poële.
Dans les chambres à cheminées, à moins
qu'elles ne ſoyent fort petites ou le feu
très grand il eſt rare que le thermometre monte au deſſus de dix, s'il gele
dehors.

§. 74. Le froid aux pieds auquel on
eſt expoſé dès qu'on ne prend pas du
mouvement & qu'on n'eſt pas auprès du
feu, nuit aux tempéraments foibles, en
leur donnant des peſanteurs de tête, des
maux de gorge & de poitrine, des rhumes opiniâtres ; il ſupprime la tranſpiration, trouble les digeſtions, occaſionne
de violentes coliques, & contribue beaucoup à augmenter les inſomnies. J'ai
fait dormir des Savans qui avoient pris
inutilement les anodins les plus efficaces, genre de reméde preſque toujours
dangereux pour eux, en leur ordon-

nant de se chaufer la plante des pieds
tous les soirs, devant le feu, avant d'aller se coucher, jusques au point de ressentir de la douleur. D'autres se sont
bien trouvés de porter jour & nuit sous
la plante des pieds des emplâtres légèrement stimulans. Le sang a tant de disposition à se porter au cerveau chez les
Gens de Lettres qu'ils ne doivent négliger aucun moyen raisonnable pour prévenir cet accident. Il y en a eu qui,
pour pouvoir travailler plus longtems,
ont eu le courage de mettre autour de
leur tête une serviette trempée dans l'eau
froide, c'est une épreuve dangereuse &
que je déconseille, mais on fait très bien
d'avoir ordinairement la tête nue ou très
peu couverte, de la laver tous les matins, si les cheveux ne font pas un obstacle, aussi bien que les oreilles, le visage & le col, avec de l'eau froide (a).

____

(a) Voyez CELSE *de medicin.* l. 1. ch. 4.

Quand on sent que la tête se remplit tout à coup & s'échauffe, ce que l'on peut faire de mieux c'est de rester pendant quelques momens dans la plus parfaite immobilité, ne se permettant pas même de parler, ensuite on peut prendre un peu d'eau fraîche & surtout éviter toute application pendant plusieurs heures.

§. 75. Cette attention que les personnes qui étudient beaucoup doivent avoir de détourner continuellement les humeurs de la tête doit les empêcher de se livrer au sommeil de l'après diner, qui produit cet effet. Si l'habitude est contractée, si l'on est forcé d'y succomber, il faut au moins le faire le plus court possible, & imiter AUGUSTE, dont j'ai déjà présenté plusieurs fois l'exemple aux Gens de Lettres; lorsqu'il lui prenoit envie de dormir *il reposoit un instant, tout habillé en couvrant ses pieds & en*

mettant

mettant sa main devant ses yeux (*a*). On doit avant que de s'endormir desser- rer son col & ses jarretieres. Et en géné- ral, les Gens de Lettres doivent éviter toutes les ligatures autant que cela est possible ; elles nuisent à tout le monde en troublant l'ordre de la circulation, mais elles nuisent plus à proportion que la cir- culation est plus foible, & il est très impor- tant d'étudier dans des habits larges qui ne faffent aucune compreffion comme font presque toujours nos habillemens de ville.

§. 76. L'ufage du tabac est un autre abus auquel on n'aurait pas soupçonné que les Hommes de Lettres duffent se livrer. *Le tabac*, dit le Chancelier B A- C O N, *dont l'ufage s'est établi de nos jours, est une espèce de jufquiame qui trouble le*

____

(*a*) S U E T O N. *in vit.* C. O. A U G U S T. c. 82. J'ai parlé des inconvéniens du fommeil de l'après midi dans une lettre à M. H A L L E R, *Epiftol. de variolis apoplex. & hydrope.* Cette coutume déja connue chez les Anciens étoit chez eux une né- ceffité pour se repofer pendant l'ardeur du jour, dans des pays très-chauds où l'on se levoit très- matin.

P

cerveau tout comme l'opium. Il opère fur nos fens le même effet que les boiffons qui enyvrent, & les perfonnes qui commencent à fumer font dans le même état que celles qui ont trop bu; fi, dans la fuite, cela n'arrive plus, c'eft que l'on s'accoutume à fumer tout comme à boire. Nous devons cet ufage à ces peuples fauvages qui, n'ayant d'autres occupations que de chaffer pour leurs befoins, étoient enchantés d'avoir un reméde qui les étourdit fur l'ennui de l'oifiveté & leur aidât a tuer le temps. On n'auroit pas préfumé, il y a deux cent ans, qu'il faudroit un jour avertir les Gens de Lettres, de certains pays, des dangers de cet ufage qui font très confidérables, & je ne crains point de dire que fi le tabac ne nuit pas à tout le monde, il nuit au moins beaucoup au plus grand nombre, moins cependant aux uns qu'aux autres, & n'eft néceffaire à perfonne. Les fumeurs n'entendront pas plus cela que les yvrognes un difcours fur les dangers du vin, mais je ferai content fi je puis empêcher les jeunes gens, qui ne s'en font pas encore rendus les efclaves, de contracter cette habitude, & ouvrir les yeux de ceux qui veillent à l'éducation fur cet objet, qui, en l'examinant, leur paroitra peut-être plus digne de leur attention qu'ils ne l'ont penfé jufques à préfent. La fumée du tabac (a), dont *Jean* NICOT, Envoyé de France à Lisbonne, eft le premier qui ait introduit l'ufage en Europe en 1560. fi je ne me trompe, fur l'exemple d'un Hollandois qui arrivoit de la Floride, renferme un fel fort acre & un fouffre narcotique enveloppé dans la partie huileufe (b). L'irritation que ce fel pro-

_____

(a) Tout cet article qui me paroit deplacé ici, eft tiré de ma lettre à M. de HALLER, *de variolis apoplex. & hydrop.* Je ne l'avois point inferé dans la premiere édition de cet ouvrage, mais le traducteur Francois l'ayant ajouté à la fienne, j'ai été obligé de fuivre fon exemple.

(b) On fait que l'huile de tabac appliqué

duit fur les glandes falivaires, étant encore augmentée par la chaleur, fait couler abondamment la falive, qui, étant portée à l'eftomac, produit chez ceux qui n'y font pas accoutumés des vomiffemens & de fortes diarrhées; ces effets ceffent peu à peu, mais cependant ceux qui fument remarquent affez conftamment que cela leur entretient la liberté du ventre; ils regardent cet effet comme admirable, il ne l'eft pas plus qu'il ne le feroit d'avoir une felle après avoir pris une once de manne (*a*). Cette fumée amère & purgative détruit-elle quelquefois le ver folitaire & les autres vers, comme on l'entend dire tous les jours? Je ne veux point le nier, mais je ne connois point de faits qui le démontrent, & cet

____

fur une playe eft un poifon promptement mortel, quoique l'application des feuilles foit quelquefois utile.

(*a*) La vertu purgative du tabac eft prouvée par les effets quelquefois efficaces, quelquefois trop violents des lavemens de décoction & de fumée de cette plante.

avantage, s'il exifte, eft bien moins certain que les autres inconvéniens qui font les fuites de ce même principe acre & dont les principaux font une trop grande falivation & tous les maux qu'elle entraîne. 1°. La fumée fait néceffairement faliver, & quand on fume beaucoup on ne peut pas avaler toute cette falive, on la crache, & enfuite elle manque aux digeftions, parce qu'il ne s'en fépare prefque plus le refte du jour ; les organes, accoutumés à cette irritation, ne fonctionnent qu'imparfaitement quand elle leur manque, & on voit que les fumeurs ne crachent plus dès qu'ils ont quitté leur pipe. 2°. Le trop fréquent picottement détruit les forces de l'eftomac & des inteftins, l'appétit s'émouffe, l'eftomac & les inteftins deviennent pareffeux, à la fin les digeftions fe dérangent & les grands fumeurs tombent à peu près dans les mêmes maux que les grands buveurs. 3°. L'acrimonie des fels du tabac infecte

les humeurs même. 4°. La fumée du tabac obligeant à boire beaucoup, cet excès de boisson devient une nouvelle fource de maux plus ou moins fâcheuse suivant l'espèce de boisson qu'on employe.

Le principe narcotique produit d'autres maux qui font encore plus fâcheux,
il augmente le desordre de l'eftomac comme tous les anodins, il donne des embarras & des maux de tête, des vertiges, des angoiffes, des léthargies & des
apoplexies, comme on n'en a que trop
d'exemples. L'on voit par-là combien
on fe trompe dangereufement en fumant
pour fe préferver de l'apoplexie. J'ai
connu moi-même beaucoup de gens,
j'ai entendu parler d'un plus grand nombre qui ont été emportés par cette maladie, dans le temps même qu'ils employoient ce fameux préfervatif qui eft
certainement plus *apoplexifere qu'apoplexi-
fuge.* Je ne connois aucun grand fumeur
qui foit venu bien vieux. DE HEYDE

regrettoit amèrement un favant Médecin qui fe tua à la fleur de fon âge par un trop grand ufage du tabac, & l'on n'eft point étonné de voir la lifte des maladies cruelles produites par cette caufe & atteftées par des Autheurs dignes de foi. VANHELMONT, TULP, ce favant Bourgmaître d'Amfterdam, & beaucoup d'autres en ont vu refulter des apoplexies. Les Médecins de *Breslau* rapportent l'exemple affreux de ces deux freres Silefiens qui, s'étant donnés un défi à qui fumeroit le plus longtems de fuite, périrent apopleétiques, l'un à la dix-feptieme & l'autre à la dix-huitieme pipe. Les mémoires des curieux de la Nature citent une épilepfie; DE HEYDE & TULP de très graves maladies de poitrine; P. BORELLI une jauniffe; feu M. WERLHOF la goutte; M. VAN SWIETEN des maladies du foye très fàcheufes; M. DE HALLER l'étifie &c. J'ai vu le mal de tête le plus cruel & une chaleur bru-

lante de la bouche & de la gorge être
la fuite de quelques pipes de tabac fu-
mées pour diffiper un mal de dent que
ce remede avoit rendu plus violent.

La fumée du tabac n'a-t-elle donc
aucun ufage ? En la condamnant fans
reftriction comme un amufement journalier, je ne veux point dire qu'elle ne
puiffe quelquefois fournir des remédes
utiles. Chez les perfonnes d'un tempe-
ramment lâche & humide, cette fumée,
reçue à travers un tuyau long & mince
aux parois duquel l'huile narcotique s'attache comme la fuye à une cheminée (*a*),
peut quelquefois ftimuler les glandes falivaires trop engourdies, ranimer un peu
l'action de l'eftomac & des inteftins, dif-

(*a*) Les Perfes & une partie des Turcs fe
fervent de pipes longues de plufieurs pieds, ils
fument affis ou couchés à leur façon, & une
partie du tuyau de la pipe paffe dans l'eau.
RUSSEL *hiftory natural of Alep.* p. 82. La
fumée fe trouve par là extrêmement adoucie &
a perdu prefque toute fon acreté, auffi elle ne
leur laiffe ni le goût ni l'odeur de tabac.

siper quelques maladies qui dépendent d'une trop grande abondance de serosités. Elle a aussi quelquefois diminué une trop grande salivation quand elle étoit produite par un excessif relâchement des conduits salivaires sur lesquels cette fumée agissoit comme les stomachiques acres agissent sur un estomac absolument relâché. Portée au poulmon avec l'air qu'on respire, elle a pu quelquefois soulager quelques asthmatiques, en procurant le détachement & l'expectoration de cette pituite épaisse qui obstrue leurs bronches. J'ai lu qu'elle avoit soulagé des gens gras; est-ce en diminuant leur appetit, en augmentant un peu l'action des fibres, en donnant de l'acreté aux humeurs ? M. HOFMAN a vu qu'elle a guéri de violentes coliques, mais ne dit point si c'est en purgeant ou en agissant comme anodin.

§. 78. Le tabac en poudre dont on farcit son nez à chaque instant, n'est pas

non plus fans danger. Son effet certain
& conftant c'eft d'irriter les nerfs du
nez, & j'ignore quels bons effets cette
irritation peut produire chez un homme
fain. Les perfonnes les plus robuftes
qui en abufent ont des vertiges, les perfonnes foibles en font éprouvées jufques
à avoir des défaillances, & je connois
un grand nombre de femmes à qui une
prife de tabac, à jeûn, donne un accès
de vapeurs. A la longue l'odorat s'é-
mouffe & tous les nerfs même tombent
dans une efpèce d'engourdiffement. L'on
a vu les fymptomes les plus dangereux
produits par un amas de tabac qui s'é-
toit formé dans l'eftomac (*a*), & des

(*a*) TRILLERI *Differtat. de tabaci ptar-
mici abufu*, opufc. t. 1. p. 221. Ce favant Médecin a très bien prouvé les dangers de l'ufage de cette poudre qui, dit-il, a été défendue dans toute l'Efpagne fous des peines très
graves, par un arrêt du 17. Dec. 1760. Plufieurs autres Souverains, tels que le Roi de
Perfe, l'Empereur de Turquie, le Grand Duc
de Ruffie, le Pape, le Roi d'Angleterre, avoient
déja cherché à prohiber dans leurs Etats tout
ufage du tabac.

observations récentes ne me laissent pas douter de la vérité du reproche qu'on fait au tabac d'affoiblir la mémoire & de nuire à la vue, ce qui fait un puissant motif pour porter les Gens de Lettres à en abandonner l'usage.

§. 79. Telles sont les principales observations que l'on peut faire sur les causes des maladies des Gens de Lettres & sur les moyens de les prévenir, mais quand une fois le dérangement est parvenu au point qu'ils ont besoin du secours de la médecine, il faut les traiter suivant les régles qu'elle prescrit pour l'espèce de maladie dont ils sont attaqués, & qui ne sont point l'objet de cette dissertation; mais on doit cependant faire quelqu'attention à leur genre de vie qui conserve toujours quelques influences sur leur santé, & exige un choix de remédes approprié à leur état.

§. 80. Dès qu'un Homme de Lettres est véritablement malade, la premiere ordonnance qu'on doit lui faire c'eſt une ceſſation abſolue de toutes ſes études ; quelque violent que lui paroiſſe ce moyen il eſt indiſpenſable (*a*), & c'eſt lui rendre un bien mauvais ſervice que d'avoir de l'indulgence dans ce cas là. Il faut qu'il oublie qu'il y a des ſciences & des livres, la porte de ſon cabinet doit être fermée pour lui, & il doit ſe livrer uniquement au repos, à la gayeté, aux plaiſirs de la campagne, & devenir ce que la Nature a fait les hommes, laboureur ou jardinier : il n'y a que ce moyen de les tirer de leurs méditations, & on ne les rétablit point tandis qu'ils continuent à méditer. Si l'on pouvoit trouver un reméde qui ſuſpendit ſans danger la faculté de penſer ce feroit le ſpecifique des maladies des Gens de Lettres.

(*a*) *Difficile eſt longum ſubito deponere amorem,*
Difficile eſt : verum hoc, qua lubet, efficias.
Una ſalus haec eſt, hoc eſt tibi pervincendum,
              CATULL. 82.

§. 81. Quand la foibleſſe eſt exceſſive, il faut quelquefois les mettre au lait, ſi on peut parvenir à le leur faire digerer. Le célébre HOUDART DE LA MOTTE, dont la ſanté avoit toujours été très foible, fut obligé de ne vivre pendant très longtems que de légume & de lait (*a*). D'autres fois il faut, à une diette très douce, joindre les vins de liqueur comme un puiſſant cordial, moyennant qu'il n'y ait point encore de vice dans la poitrine, ni de fiévre lente qui dépende de ce vice, car quelques fois la fiévre lente eſt l'effet de la foibleſſe des digeſtions & un peu de vin l'abbat en diſſipant cette foibleſſe. L'eau à la glace pour boiſſon ordinaire eſt un excellent fortifiant dont l'eſtomac foible des hommes de Lettres ſe trouve ſouvent fort bien.

§. 82. Le Kina eſt un remede ſouverain dans ces épuiſemens qui ſont la ſuite de

______

(*a*) *Année literaire* 1758. t. 1. p. 3.

trop d'application ; il rétablit les digeftions, fortifie les vaiffeaux, redonne de
la confiftance à un fang diffout, facilite
les fécretions , & furtout la tranfpiration; donne de la vigueur aux nerfs,
& arrête leurs mouvemens defordonnés.
Un de nos plus habiles Géomètres, fatigué de fes calculs, ranimoit fes efprits
en buvant un grand verre d'une décoction de kina qu'il avoit toujours à côté
de lui.

L'on employe depuis quelques tems
un nouveau bois qu'on tire de la *Guya-
ne*, & qu'on appelle *bois amer de Suri-
nam* ou bois de *quaffia*, il eft fort léger
& cependant fort dur, d'un jaune pâle,
fans odeur, mais d'un goût amer très
pénétrant; il eft plus amer que le kina
& ne paroit pas plus défagréable ; ce qui
les différencie effentiellement, au goût
& dans les expériences, c'eft que le bois
de quaffia n'a point le principe adftrin-
gent qui exifte dans le kina; par rapport

aux effets, les observations que j'ai fait m'ont persuadé que ce nouveau bois est souvent supérieur au kina quand il s'agit de redonner de la force à un estomac affoibli, de rétablir les digestions, de dissiper des flatulences, de rémedier à des constipations qui viennent de foiblesse, ce qui le rend très utile aux Gens de Lettres, & que le kina conserve la primauté dans tous les cas fiévreux, gangreneux. purulents, vermineux, convulsifs (*a*).

§. 83. Les bains froids, dont j'ai prouvé ailleurs l'analogie avec le kina, font aussi un reméde très-convenable pour les Gens de Lettres; ils redonnent de la for-

___

(*a*) On peut lire sur ce reméde une dissertation qui se trouve dans le recueil publié par M. LINNÆUS sous le titre *d'amœnitates academicae* t. 6. & je vois avec plaisir que son usage devient plus fréquent; on l'a essayé dans plusieurs endroits sur la lecture de la précédente édition de cet ouvrage & l'on s'en est bien trouvé. Il n'est pas susceptible de fallification comme le kina.

ce à l'estomac, aux muscles, aux nerfs, à l'ame même qu'ils mettent en état de supporter de nouvelles fatigues, & j'ai vu plusieurs jeunes gens qui allant se jetter dans le bain, fatigués & accablés par l'étude, se trouvoient toujours quand ils en sortoient, une force d'ame singuliere & une nouvelle disposition à recommencer leurs études; mais il ne faut point attendre que la foiblesse soit extrême, parce qu'alors le bain feroit plus de mal que de bien; sa premiere impression est de repousser les humeurs sur les organes intérieurs, & son bon effet dépend de la réaction de ces organes, s'ils n'ont pas la force de réagir, l'effet est plus nuisible qu'utile.

Les Anciens connoissoient si bien les bons effets du bain qu'ils ne passoient presque point de jours sans se baigner quelques affaires qu'ils puissent avoir; il est vrai qu'ils faisoient un grand usage des bains tiedes, mais c'étoit par des raisons raifons qui ne peuvent point être celles des Gens de Lettres; fi cette efpèce de bains leur fait quelquefois beaucoup de bien c'eft dans des circonftances particulieres d'échauffement, d'inflammation, de defféchement, mais en général ils ne rempliffent point les principales indications qui fe préfentent ordinairement dans les maladies produites par les excès d'étude; ils augmentoient les maux d'A uG u s t e, fon Médecin *Antonius* M u s a lui ordonna les bains froids malgré fa foibleffe, ils lui réuffirent parfaitement, & j'ai été confulté plufieurs fois par des hommes dont les travaux de l'efprit avoient ruiné la fanté, qui fe font rétablis par la fobrieté, le repos & fur-tout le bain froid dont les effets étoient très marqués.

§. 84. Les frictions font un autre fecours qu'on ne doit pas négliger. Si tous les matins, dans le lit, étant couché fur le dos & ayant les genoux un

peu élevés, on se frotte l'estomac & le
ventre avec une piece de flanelle, on
augmente la circulation dans tous les
viscères du bas ventre, on prévient les
engorgemens, on dissipe même ceux qui
ont déja commencé à se former, on fait
couler la bile, on facilite les secrétions,
on rétablit les digestions. Si l'on frotte
tout le corps on favorise la transpiration & l'on anime la circulation; les
frictions peuvent tellement la hâter qu'en
les faisant fortes & longtems on donne
une fièvre ardente, & par là on supplée
un peu au manque d'exercice. Les Anciens, qui connoissoient tout l'avantage
de cette pratique, l'employoient non seulement comme reméde mais comme un
moyen journalier de conserver leur santé. On en avoit malheureusement presqu'entiérement perdu l'habitude; les Médecins Anglois commencerent à les rappeller à la fin du siecle dernier, & il n'y
a personne à qui elles conviennent mieux

qu'aux Savans, mais je leur conseille de lire, avant de s'en servir, ce que CELSE & GALIEN ont écrit sur cette matiere.

§. 85. Quelqu'utiles que leur soient les remédes dont je viens de parler, les eaux minerales ne le font pas moins. Il y en a de plusieurs espèces, toutes peuvent avoir leur usage dans certains cas, mais celles qui conviennent le plus généralement, celles qui font indiquées le plus ordinairement par les premiers symptomes des maladies des Savans, font les eaux acidules simples & les ferrugineuses (a). L'Auteur de la Nature qui leur a donné des vertus très puissantes, a voulu qu'elles fussent extrèmement répandues; il y a peu de pays où l'on n'en

____

(a) Quelques Médecins les appellent *alcalines*, dénomination entiérement opposée à celle *d'acidules*; l'une & l'autre font fondées en nature, mais celle *d'alcalines* est celle que je préférerois, elle est mieux justifiée par les effets de ce remède.

trouve pas, il y en a où elles font très-fréquentes, on en découvre tous les jours, mais parmi celles qui ont le plus d'efficace on peut compter celles d'*Egra* en Bohème, de *Tonflein* (*a*) dans l'Archevêché de Cologne, de *Seltzer* dans l'Electorat de Trèves, de *Petersthal* en Alface, de *Buiffang* en Lorraine, d'*Amphion* ou d'*Evian* en Savoye (*b*), de *Rolle* au bord de notre lac dans une heureuse expofition, celles qu'on trouve ici, &, pour paffer aux plus fortes, celles de *Forges* en Normandie, de M. *Calfabigi* à Paffi, de *Ribas* en Efpagne, de *Tonbridge* en Angleterre, de *Altwaffer* en Silefie fur les confins de la Pologne, de *Medewi* & de *Wicksberg* en Suede, de *Schwalbac* en Franconie, de *Spa* dans la Principauté de Liège, de *Pyrmont* dans la Comté de

---

(*a*) *Acidulae Antoninae.*

(*b*) Au lieu des acidules d'Evian le traducteur de Paris m'a fait confeiller les eaux chaudes fouffrées d'Aix en Savoye; je reléve cette erreur parce qu'elle eft dangereufe.

Valdeck ; mais celles de *Seltzer*, de *Schwal-*
bach, de *Pyrmont* & de *Spa* peuvent
aifément tenir lieu de toutes les autres,
& celles de *Seltzer*, de *Schwalbach* & de
Spa font celles qui font le plus généralement employées, on les boit dans toute l'Europe. Leurs effets les plus conf-
tants font de détruire les engorgemens
des vifcéres du bas ventre, de rétablir
les digeftions, de rendre le fommeil, de
faciliter la tranfpiration ; l'on voit par là
combien elles doivent être utiles aux
Gens de Lettres. Si au bien qu'elles
font par elles-mèmes on ajoute celui
qu'on retire de la ceffation de toute application, du grand air qu'on refpire,
du mouvement qu'on fe donne, de la
diette qu'on obferve, on comprendra aifément les cures étonnantes qu'elles opérent, & fur-tout fi l'on va les boire fur
les lieux même, premierement parce
qu'elles y font toujours plus fortes, en
fecond lieu parce que le voyage, le chan-

gement d'objets , la diffipation , font autant de bien que les eaux ; & l'on fait
que de fimples voyages entrepris par des
Savans pour aller voir des bibliothéques
éloignées , les ont guéris de l'hypocondrie à laquelle ils étoient fujets.   Ils ne
doivent cependant jamais prendre les eaux
fans en avoir parlé à un Médecin éclairé ;
plus elles font efficaces , plus elles peuvent nuire quand on les prend mal à propos ou mal. Le favant MORHOF, étant
tombé dans une cacochimie , qui étoit la
fuite du chagrin , dans un âge avancé,
voulut prendre les eaux de Pyrmont malgré fon Médecin , & périt en route au
retour (*a*).

§. 86. Quand les Savans font attaqués
de quelques maladies aigues il ne faut
point oublier que le malade qu'on traite
eft un Savant & a rarement la vigueur
qu'on trouve chez les hommes des autres

____

(*a*) BEHRENS *felect. diætetic.* p. 480.

ordres. L'on a déja remarqué qu'ils étoient moins sujets aux maladies inflammatoires, ce sont celles des hommes forts, sanguins, bien portants, qu'aux maladies putrides qui sont la suite des mauvaises digestions & des engorgemens dans les viscéres du bas-ventre. Aussi la saignée leur convient moins que la purgation (a), elle les jette dabord dans l'abbattement, & j'ai remarqué que si quelque raison indispensable forçoit à faire saigner des Gens de Lettres, dont les études ont déja dérangé la santé, ils éprouvoient presque toujours des symptomes d'hypocondrie nerveuse. L'on attribua la mort de GASSENDI à des saignées qui lui firent dabord perdre ses forces. M. GESNER, Professeur en physique à Zuric, & l'un des hommes qui fait le plus d'honneur à la Suisse, ayant été saigné à Paris pour une fievre légere à la

_(a) RAMAZZINI p. 656.

fleur de son âge, resta plus de six mois dans une langueur dont il eut beaucoup de peine à se remettre (*a*). Un autre Médecin de mes amis éprouva le même sort, & tous les Médecins qui pratiquent dans des villes lettrées ont eu surement des occasions de se convaincre de cette vérité qui est très importante ; les mauvais effets d'une saignée mal placée chez un homme foible, ne se reparent pas aussi vite qu'on pourroit le penser.

§. 87. Les purgations vont bien mieux à la source des maladies fièvreuses des Gens de Lettres que les saignées ; c'est un des remédes qui opére chez eux de la façon la plus heureuse, & il est difficile que leurs maladies aigues se terminent bien s'ils ne sont pas évacués, aussi c'est leur reméde favori, ils s'y affectionnent, en santé même ils sont trop portés à en abuser : la constipation à laquelle ils sont sujets leur occasionne des malai-

____

(*a*) *Vita Gesneri* p. 2.

ſes dont ils ne ſont ſoulagés qu'après quelques ſelles, & les remédes qui procurent le bénéfice leur paroiſſent extrèmement utiles, & en effet il n'y auroit pas de mal à ce qu'ils s'en ſerviſſent quelquefois moyennant qu'ils choiſiſſent un reméde doux & fortifiant. Le Chancelier BACON leur recommande la rhubarbe dont il abuſoit (*a*), & à laquelle je préférerois *l'aloës*, déja conſeillé par CELSE, & qui eſt de tous les purgatifs celui qui endommage le moins les digeſtions; il paroit agir comme un ſavon & remplacer la bile, dont la force eſt ſouvent perdue chez les Gens de Lettres. Si au contraire elle a acquis trop d'acreté, ce qui les rend ſujets à

(*a*) Non poſſum probare inſtitutum VE-RULAMII, qui, ut in ipſius vitâ traditur, ſex aut ſeptem diebus ante cibum rhabarbaro uſus eſt, ut immune corpus excrementis redderet. Satius fuiſſet, ſi correctâ paulatim victûs ratione, ab omni remedio abſtinuiſſet. Sic enim excrementis, ipſoque adeo remedio purgante, toties aſſumendo, facile carere, vitamque haud dubie longius producere potuiſſet. J. G. BER-GERUS *de commodis vitae ſobriae* §. 25.

des coliques continuelles, parce que leurs nerfs font toujours irrités, on doit employer les laxatifs les plus doux, & la pulpe de caffe récemment extraite eft celui qui convient le mieux. La crème de tartre eft auffi très fouvent utile dans ce cas. Mais quelque foit celui pour lequel ils fe déterminent, je ne puis trop les prévenir contre le danger d'y revenir trop fouvent; ces purgations fréquentes accoutument le corps à ne pas fe nourrir & par là il s'affoiblit, d'ailleurs les inteftins deviennent toujours plus pareffeux & ceffent à la fin toute fonction, la mucofité fine qui les tapiffe fe détruit & laiffe les nerfs à nud, ce qui expofe à des coliques violentes & fréquentes qui obligent à un regime très doux dont on ne peut s'écarter le moins du monde fans fouffrir des douleurs cruelles.

§. 88. Dès que les Gens de Lettres ont la fièvre, il faut faire attention à leur cerveau, il s'embarraffe très aifément,

& la plus légere fièvre les jette souvent dans un délire d'autant plus fâcheux qu'il diminue l'action des nerfs fur le corps, & cette diminution augmente la foibleffe & trouble les crifes, qui fe font toujours moins bien à proportion que les nerfs font plus en défordre. Ceux des hommes de Lettres fouffrent dès qu'ils font un peu malades, ils ont dabord mal à la tête, le jour, le bruit, la compagnie, tout les fatigue, & j'ai vu plufieurs fois un fimple accès de fièvre éphémère accompagné & fuivi d'une foibleffe & de fymptomes propres à effrayer quelqu'un qui n'en connoiffant pas la vraie caufe, feroit porté à les regarder comme des fymptomes de malignité.

§. 89. Les convalefcences font toujours longues, le retour des forces lent, l'efprit fe reffent fingulierement de l'influence de la maladie, & je n'ai guères vu d'homme de Lettres qui, dans ces circonftances, ne fe foit plaint de fa mémoire & d'une foiblesse de tête peinte sur son visage par un air d'imbécillité. S'ils sont assez imprudents pour reprendre leurs occupations avant que d'être parfaitement rétablis , ils se préparent les maux les plus fâcheux ; la tête, les yeux, l'estomac seront punis les premiers, & toutes les fonctions s'en ressentiront. L'effet de la contention sur les nerfs est si marqué que j'ai vu plus d'une fois la méditation, ou même une lecture attachante empêcher l'effet des purgatifs. En négligeant leur convalescence les Gens de Lettres s'expo- sent à ne recouvrer jamais parfaitement leur santé & à se rendre incapable de tou- te grande entreprise littéraire ; c'est mal calculer que de sacrifier le bien être de sa vie au plaisir de se livrer quelques jours plutôt à l'objet de sa passion , mais les passions ne calculent jamais , & la passion des sciences est peut-être la plus aveugle de toutes ; *elle détruit toutes les autres*, dit ARETÉE, *l'amour de la patrie, l'amour*

*filial, l'amour fraternel, l'amour même de
fa propre confervation ; que ne détruit-elle
pas (a) ?*

Ce qui fatigue le plus les doctes con-
valefcens, c'eft les infomnies ; ils ont beaucoup plus de peine à recouvrer le fommeil
que les autres malades ; quelquefois les
vins de liqueur opérent dans ce cas très-
favorablement, ils produifent, fur-tout
chez ceux qui ne fe font point accoutumés à cet ufage, les meilleurs effets, ils
agiffent comme les narcotiques & n'en ont
point les dangers, au contraire ils réta-
bliffent les forces de l'eftomac affoibli par
les boiffons tiedes que la maladie a rendu néceffaires ; ils rappellent les forces &
relevent le courage.

§. 90. Quelque foin que les Gens de
Lettres doivent donner à leur fanté, l'un
des plus importants, c'eft cependant de
ne point s'en rendre les efclaves ; on les ac-
cufe de contracter aifément des habitudes,

____

(a) *De fign. & cauf. diutur. morb.* l. 2. ch. 6.

& une habitude rigoureuse est une véritable servitude. J'ai connu des Gens de Lettres tellement asservis à leur régime que leur esprit étoit dans la plus complette dépendance du corps, & que peut-on penser d'un homme que l'heure d'un repas differée, la chaleur d'un poële changée, l'heure de son coucher ou de son lever dérangée, rendent inepte à tout? „ NEWTON „ s'étoit accoutumé de bonne heure à „ être vêtu légérement, afin de s'habi- „ tuer à toutes les vicissitudes de l'air & „ à tous les degrés de température sans „ en être incommodé (*a*). Je me rappelle d'avoir lu, il y a plusieurs années, un ouvrage fait pour prouver que les Gens de Lettres doivent se procurer toutes leurs commodités; un homme qui souffre n'est pas à même sans doute de travailler avec attention, mais la vraie façon pour les Hommes de Lettres de se procurer toutes leurs commodités c'est de

(*a*) Dict. des hom. ill.

s'accoutumer à reſtreindre tous leurs be-
ſoins.

§. 91. J'ai développé le mieux qu'il m'a
été poſſible les cauſes, les ſymptomes,
les préſervatifs, les remédes des maladies
que produit une trop grande application,
vous ne trouvez cependant point encore
ma tàche remplie, & vous ſentez, Meſſieurs, que j'ai omis le moyen le plus
propre à conſerver la ſanté, ce contentement d'eſprit que donne la pureté des
mœurs: la bonne conduite eſt la mere de
la gayeté, & la gayeté, la mere de la
ſanté; l'Homme de Lettres trouve ſa leçon dans les caractères de l'homme heureux d'HORACE,

Mens conſcia recti *in corpore ſano.*

Sage & *ſavant* ont été longtems des termes
ſynonimes, & l'on alloit puiſer la vertu
& la ſcience dans les mêmes écoles; un
Savant ſans mœurs étoit un être inconnu,

Quid Muſae ſine moribus vanae proficiant?

On mépriſoit les gens qui s'occupant

fans ceffe de la recherche du beau & de l'honnète, voyent le bien & font le mal, & fe privent, par là, du plus doux des plaifirs le fouvenir d'une bonne action, dont les effets, comme ceux de tous les fentimens agréables, font de porter dans toutes les fonctions une force, une aifance, une régularité qui font la bafe d'une fanté ferme, au lieu que la trifteffe, fruit conftant des remords, jette les fibres dans le relâchement, trouble les digeftions, détruit les forces & conduit à la confomption.

Inprimis venerare Deum fincerus ; & omni
Te fcelere intaBum ferva ; namque impia corda
Deferit alma quies, furiis lanianda relinquens;

FLEMING.

Je ne me rappelle point fans émotion les tranfes de quelques hommes qui, ayant abufé des dons qu'ils avoient reçus, ont vu approcher, avec un effroi difficile à peindre, le moment qui alloit terminer une carriére fi mal remplie, & je ne pen-

fe

ſe qu'avec délices à la fin douce & conſolante de ces hommes reſpectables qui, ſuivant le conſeil de PLINE, *avoient vêcu pendant toute leur vie comme on ſe propoſe de vivre quand on eſt bien mal*, & qui ont joui juſqu'au bord du tombeau, dans une vieilleſſe avancée, des douceurs d'une conſcience ſans reproche, de la vivacité de leur ſens & de la force de leur génie. Le célébre Hiſtorien *Paul* JOVE ayant demandé, avec étonnement, à *Nicol.* LEONICENI, l'un des Hommes de Lettres les plus illuſtres dans le quinzieme ſiécle, par quel ſecret il avoit conſervé pendant plus de quatre vingt dix ans une mémoire ſure, des ſens entiers, un corps droit & une ſanté pleine de vigueur, ce Médecin lui répondit que c'étoit l'effet de l'innocence des mœurs, de la tranquillité d'eſprit & de la frugalité (*a*).

***

(*a*) *Vividum*, inquit, *ingenium perpetuá vitae innocentiâ, ſalubre vero corpus hilari frugalitatis praeſidio facilè tuemur*. Pctr. CASTELLANI *vitae Medic*. &c. LEONICENI nâquit

R

§. 92. Il seroit inutile d'entrer dans de plus longs détails, & je finirai par une réflexion nécessaire peut-être pour prévenir une objection sophistique que l'on pourroit tirer de cet ouvrage. Il offre un tableau des maux que produit un attachement excessif à l'étude, mais il faut se garder d'en conclure que je regarde les études comme dangereuses, & que je veuille en dégoûter ; cette grande question est pendante, & je suis éloigné de vouloir entrer dans ce fameux procès ; quand il seroit même vrai, ce que je ne crois pas, qu'elles ne contribuent point au bonheur de la societé prise en général, on ne pourroit guères nier, il me semble, que la connoissance des Lettres n'augmente le bonheur de celui qui la posséde quand il ne l'a acquise ni aux dépens de ses devoirs ni aux dépens de sa santé (a). En mon-

à *Vicenze* en 1428. & mourut à *Ferrare* en 1524. après y avoir enseigné & pratiqué la Médecine plus de 60. ans.

(a) *Adolescentiam alunt, senectutem oble-*

trant par plusieurs exemples le danger des
études précoces, je n'ai point prétendu
qu'il fallut laisser la premiere enfance dans
une totale oisiveté, ce n'est point mon
idée : Je crois les enfans susceptibles d'acquérir, sans inconvénient, quelques connoissances dès les premieres années de leur
vie (a), mais sans doute il faudroit s'y
prendre autrement qu'on n'a fait jusques
à présent ; il me paroitroit surtout extrêmement important que la premiere éducation fut dirigée en vue de la vocation
future ; celle des jeunes gens destinés aux
études devroit être différente de celle qu'on
donne aux autres ordres, & ce sont eux

---

*ctant, secundas res ornant, adversis solatium
praebent, delectant domi, non impediunt foris,
pernoctant nobiscum ; peregrinantur, rustican-
tur.* CICERO *orat. pro Archia.*

(a) *Quamlibet parum sit, quod contulerit
aetas prior, majora tamen aliqua discet puer eo
ipso anno, quo minora didicisset.   Hoc per sin-
gulos annos prorogatum in summam proficit :
& quantum in infantia praesumptum est tempo-
ris, adolescentiae, acquiritur.* QUINTILIA-
NUS *de instit. orat. lib.* 1. *cap.* 1.

dont il faut ménager les facultés avec le plus de soin dans l'enfance. De dix enfans de neuf ans, voués à différentes vocations, je voudrois que celui qu'on voue aux sciences fut le moins savant; à douze ans, qui est l'âge où PASCAL & NEWTON ne savoient encore point de latin, il commenceroit à avoir la supériorité, à seize la distance seroit prodigieuse. En blâmant ceux qui se livrent aux études avec passion, je n'ai point eu en vuë ceux qui cultivent les sciences d'une façon sage; & si l'on s'expose aux maux les plus fâcheux en sacrifiant tout à l'amour des lettres, on s'expose à la honte en restant dans l'ignorance. *L'Incas* ATABALIBA ayant découvert celle de Fr. PIZARRE conçut pour lui un mépris invincible, qui me paroit un excellent argument pour prouver la nécessité de l'éducation.

F I N.

Catalogue des Ouvrages de M. TISSOT, *qui se trouvent chez* FRANÇOIS GRASSET *& Compagnie Libraires & Imprimeurs à Lausanne.*

AVIS au Peuple sur sa Santé, cinquieme Edition originale, très augmentée 2 *vol. in-*12. 1770.

Dissertation sur l'inutilité de l'Amputation des membres, trad. du latin de M. Bilguer, & augmentée de quelques remarques. *Paris*, 1764. *in-*12.

L'Onanisme. Dissertation sur les maladies produites par la Masturbation, troisieme Edition considérablement augmentée. *Lausanne*, 1769. *in-*12.

Lettre à M. de Haen, en Réponse à ses questions, sur l'Inoculation. —— A M. Hirzel, sur quelques Critiques de M. de Haen. —— A M. Zimmermann, sur divers sujets de Médecine. *in-*12. *Lausanne* 1764—— 1767 *quatre parties.*

On les vend aussi séparement.

De la Santé des Gens de Lettres, nouvelle Edition considérablement augmentée. *in-*8. 1770.

Epistolæ medicæ latinæ collectæ & multum auctæ. *in-*12. 1770.

CATALOGUE

Des Livres dont nous avons un certain nombre d'exemplaires, outre notre fonds de fortes en Latin, en Italien, & Efpagnol & d'affortiments.

Abrégé du cours de Religion à l'ufage des jeunes gens, par demandes & par réponfes, 8. 1767.   L. 10

———— le même fur du papier colé.   12

Abrégé des Principes de la Grammaire françoife par Mr. Reftaut, 12. 1762.   10

l'Amour de la Patrie, Sermon prononcé à Geneve par Mr. Francillon, 8. 1766.   5

Amours de Sainfroid, Jéfuite, & d'Eulalie, fille dévote, hiftoire véritable, 12. 1748.   1 ....

Années (*les cinq*) de litterature, ou nouvelles litteraires par Mr. Clément, 8. 4 *vol.* 1754.   4 ...,

l'Antropologie, ou traité métaphyfique de l'homme, par Mr. de Gorini Corio, grand 4. 1761.   5 ....

Apologie de Mr. Petit-Pierre, Pafteur à Neufchatel, fur fon fyftême de la non-éternité des peines, 8. 1761. *broché.*   10

Ariftide, ou le Citoyen, 12. 2. *vol.* 1766. 3 ....

Articles Jéfuite & Peuple, tirés de la grande Encyclopédie, 12. 1766.   5

Avantures de Télemaque avec des remarques & des notes critiques, ainfi que la clef de cet ingénieux ouvrage, *nouvelle édition ornée de très-belles figures deffinées à Rome & gravées à Paris,* 12. 2 *vol.* 1762.   3 ....

BÉlifaire par Mr. Marmontel, *nouvelle édition*
8. *avec figures*, 1769.   L. 1. 10
————— le méme livre fans les figures.   1 ....

CAlas fur l'échaffaut difcours à fes Juges, en
    vers, 4.   2
Califthene, ou le Philofophe amoureux, comé-
    die, 12. 1761.   15
Chef-d'œuvre (*le*) d'un inconnu, Poëme fati-
    rique & comique, avec des remarques fa-
    vantes & recherchées, par Mr. le Docteur
    Matanafius, *neuvieme édition corrigée & aug-
    mentée* 8. 2 *vol. fig.* 1758.   2 ....
Citoyen (*le*) de Geneve, ou Difcours fur l'é-
    conomie politique, par Mr. J. J. Roufleau,
    12. 1764.   8
Confeffion de foi de Mr. de Volt**** 8. 1769.
                                         3
Confidérations fur les caufes de la grandeur des
    Romains & de leur décadence, par Mr. de
    Montefquieu, 12. 1760.   1. 5
Confidérations fur la converfion & l'Apoftolat de
    S. Paul, par Mylord Littleton, traduit de
    l'Anglois, 12. 1758.   10
Cours de Religion à l'ufage des jeunes gens,
    par demandes & par réponfes, & où l'on a
    joint diverfes Prieres, par Mr. de Bons, 12.
    1766.   1. 4
Cri (*le*) des Nations par Mr. de Volt**** 8.
    1769.   3
Criminel (*l'honnête*) drame en cinq actes & en
    vers par Mr. Fenouillot de Falbaire, 8. 1768.
                                         10

DAncourt, Arlequin de Berlin à Mr. J. J.
    Roufleau, 12. 1760.   1 ....
Devoirs des Communians par Mr. Oftervald le
    fils, *nouvelle édition*, 12. 1765.   15

R 4

Dictionnaire Militaire, ou recueil alphabétique de tous les termes propres de l'art de la guerre, 12. 1743.   L. 1 ....

DICTIONNAIRE (*nouveau*) Efpagnol-François, François - Efpagnol, compofé fur les meilleurs Dictionnaires, & principalement fur ceux des Academies Royales de Madrid & de Paris. Par Mr. de SEJOURNANT, *nouvelle édition, corrigée & confidérablement augmentée*, 4. *2 tomes, fous preffe.*

Difcours de Mr. de Servant addreffé au Parlement de Grenoble concernant la caufe d'une femme Proteftante, 12. 1767.   10

Difcours de Mr. le Marquis Cefar Beccaria Bonefana fur le Commerce & l'adminiftration publique, 8. 1769.   5

Difcours de Mr. J. J. Rouffeau de Geneve, qui n'avoit point encore été imprimé, fur cette queftion : *Quelle eft la vertu néceffaire au Héros, & qui font les Héros à qui cette vertu a manqué ?* 8.   5

Difcours fur l'Economie politique par M. J. J. Rouffeau, 12. 1764.   8

Echappemens à repos comparés aux échappemens à recul, par Mr. Godin, 12. *fig.* 1762. *Cet ouvrage eft très-utile pour regler toutes fortes de montres.*   15

Eclairciffemens fur les mœurs, 12. 1763. 1. 5

Education des enfans, traduit de l'Anglois de Mr. Locke, par Mr. Cofte, 12. *2 vol.* 1760.   2 ....

Eloge de Louis Dauphin de France, par Mr. Thomas, 12. 1766.   10

l'Enfant prodigue, comédie en vers diffilabes par Mr. de Voltaire, 8.   6

Entretiens, ou Leçons mathématiques de Mr. Panchaud, 12. *2 vol.* 1743.   1. 10

Entretiens folitaires d'une ame devote avec fon Dieu, 12. 1759.   1. 10

Epitre à Mr. de Voltaire fur la nouvelle édition qu'il a donné au public des Oeuvres de
Mr. Corneille. 4.   L. 2
Epitre à Mr. J. J. Roufleau fur fa Julie ou la
nouvelle Héloife, 4.   2
Epitres (*trois*) de Mr. de Voltaire à Boileau,
à l'auteur du nouveau livre des trois impofteurs, & à Mr. de S. Lambert, 8. 1769. 3
Ericie ou la Veftale, drame en trois actes en
vers 8. 1769.   10
Effai fur l'homme par Alexandre Pope, traduction françoife en profe, par Mr. de Silhouet-
te, avec des Eclairciffemens, des préfaces &
des notes, & l'original à côté, de même que
cinq magnifiques planches & plufieurs vignet-
tes, 4. *grand papier & gros caractères*,
1762.   7 ....
——— le même livre feulement en françois fans
notes & figures, 12. 1760.   6
Etat de la Corfe, fuivi d'un Journal d'un Voyage dans l'Ifle, & des Mémoires de Pafcal
Paoli, par Mr. James Boswel Ecuyer, orné
d'une carte nouvelle & exacte de la Corfe,
& des manifeftes originaux, traduit de l'anglois & de l'italien, 12. 2 *vol.* 1769. 3 ....
Eugenie, drame en cinq actes en profe, avec
un Effai fur le Drame ferieux, par Mr. de
Beaumarchais, 8. 1768.   15

FAbles orientales de Mr. de S. Lambert, l'Auteur des Saifons, Poëme, favoir : *Préface de
Sadi, l'Homme vrai, Mahmoud, Maximes,
le Sommeil du Méchant, la Retraite, l'Erreur, le Songe, le Crime, l'Avarice des dif-
ferents ages, le bon Miniftre, l'Exemple ;
le Tourment des Rois, l'Education d'un Prince, l'Infcription, la Bienfaifance, les Mol-
lachs, le Converti, le Courtifan, l'Exactitude, le Defpote, Aaron Rofchild, les deux
Freres, les Sages & les Derviches, l'Indul-*

gence ; *l'Economie des Rois*, *les Témoins*, *le Moment présent*, *Alexandre*, *le Tyran*, *le jeune Roi*, *Hofchas Jofeph*, *la Philofo-phie*, *le Platane*, *le Confeil*, *le Pauvre*, *l'Innocence*, *le Zéle*, *la Vifion*, *la Fortu-ne*, *la Priere*, *le Santon*, *le Favori*, *l'En-vie*, *le Voyage de la Mecque*, 8. jolie édi-tion. fous preffe.

Force (*la*) de l'éducation, 8. 1762.   L. 1. 5

Gazette Litteraire & Univerfelle de l'Euro-pe, qui contient l'Annonce & les Extraits des principaux Livres qu'on y met au jour, avec divers morceaux fur l'Agriculture, l'Econo-mie rurale, le Commerce, la Poëfie, la Pein-ture, la Mufique, la Sculpture &c. 8. 5 *vol.* 1768-1769   7. 10

Geographie des enfans, ou méthode abregée de la Geographie, par Mr. Lenglet du Fres-noy, 12. *fig.* 1764.   10

Gouvernement (*du*) Civil, où l'on traite de l'o-rigine, des fondemens, de la nature, du pouvoir & des fins des focietés politiques, par Mr. L O C K E , traduit de l'anglois, 12. *nou-velle édition* , 1770.   1. 5

Grammaire, ou clef univerfelle de la langue françoife & efpagnole, &c. par Mr. Galma-ces, *nouvelle édition* , augmentée fur celle de Madrid, 8. *Laufanne*, fous la preffe.   2 ....

Guerre (*la*) litteraire, ou choix de quelques pieces polémiques de Mr. de Voltaire avec les réponfes, 12. 2 *part.* 1759.   1 ....

Haller (*Mr. le Baron de*) Mémoires fur la nature fenfible & irritable des parties du corps animal, contenant nombre d'expériences faites par l'Auteur & divers Savans étrangers fur ce fujet, 12. 4 *vol. fig.* 1759.   6 ....

Haller (*Mr. le Baron de*) Mémoires fur la nature fenfible & irritable des parties du corps animal, &c. *les tomes* 2, 3 *& 4me de ce livre féparés.*   L 4. 10
—— Mémoires fur le mouvement du fang & fur les effets de la faignée, fondés fur des expériences, 8. 1756.   1. 5
—— Mémoires fur la formation des os, fondés fur des expériences, 12. 1758.   1 ....
—— —— fur la formation du cœur dans le poulet, fur l'œil, fur la matiere du jaune, &c. 12. 2 *vol. fig.* 1758.   3 ....
—— Difcours fur l'irreligion, où l'on examine fes principes & fes fuites funeftes, oppofés aux principes & aux heureux effets du Chriftianifme, 8. 1760.   10
Hiftoire du Chriftianifme d'Ethiopie & d'Armenie par Mr. la Croze, 8. 1739.   1. 5
Hiftoire du Concile de Trente, écrite en italien par Fra-Paolo, & traduite en françois, avec des notes hiftoriques, critiques & théologiques, par le Pere le Courayer, 4. 2 *tomes*, 1738.   10 ....
Hiftoire de l'Eléphantiafis, contenant auffi l'origine du Scorbut, du feu St. Antoine, de la Verole, avec un précis de l'hiftoire phyfique des tems, & des notes, par Mr. Raymond, 8. 1767.   1. ....
Hiftoire du Parlement de Paris par Mr. de V****, *nouvelle édition corrigée & augmentée,* 8. 2 *vol. fur du tres-beau papier,* 1769.   4 ....
Hiftoire de la vie, du regne, du détrônement & de la mort de l'Empereur de Ruffie Pierre III. 12. 1766.   1 ....
Hiftoire de la vie & de la mort d'Iwan III. Empereur de Ruffie, 12. 1766.   10
Hiftoire des Religieux de la Compagnie de Jéfus, connus cy-devant fous le nom de Jéfuites, 12. 3 *vol.* 1741.   4. 10

MAgazin des Adolefcentes par Madame le
Prince de Beaumont, 12. 4 *vol.* 1766. L 2. ....

Malheurs (*les*) de l'impénitence, ou Sermon
prononcé le 19. Février 1756. jour de jeûne,
par Mr. Louis de Bons, 8. *broché.*   6

Mandement de Mfgr. l'Evêque d'Aix, portant
condamnation contre les ouvrages impies du
Marquis d'Argens, 8. 1767.   3

Manuel de l'honnête homme, ou Maximes orientales néceffaires en tout tems & en tous lieux,
auquel on a joint toutes les Fables orientales
de Mr. de St. Lambert, 8. *jolie & nouvelle*
édition, 8. *Laufanne*, 1769.   1. ....

Maria, ou la nouvelle Pamela, contenant les
véritables Mémoires d'une Dame illuftre par
fon mérite, fon rang & fa fortune, traduit de
l'anglois, 12. 2 *vol.* 1766.   1. 10

Mélanges litteraires, 12. *Paris*, 1756. 1. ....

Mémoires hiftoriques, politiques & militaires
fur les principaux événemens arrivés dans l'Isle
de Corfe, avec l'hiftoire naturelle de cette
Isle, & diverfes remarques curieufes fur les
peuples qui l'habitent, par Mr. Jauffin, 12.
2 *vol. avec la Carte.* 1760.   4 ....

Mémoires pour fervir à l'hiftoire de Fréderic le
Grand, avec les piéces juftificatives des faits
qui y font raportés, 8. 2 *vol. fig.* 1762. 3 ....

Mémoires à confulter pour Mr. de Valdahon,
moufquetaire de la premiere compagnie, contre Mr. de Monier, par Mr. Loyfeau de Mau-
leon, 8. 1765. *broché.*   6

Mémoires de Mr. l'Abbé de Montgon, publiés
par lui-méme, contenant les differentes né-
gociations dont il a été chargé dans les Cours
de France, d'Efpagne & de Portugal, 12. 8.
vol. 1752.   12 ....

Mémoires critiques pour fervir d'éclairciffemens
fur divers points de l'hiftoire ancienne de la

Suisse, & sur les monumens d'antiquité qui
la concernent, avec des cartes de la Suisse
ancienne, par Mr. de Bochat, 4. *3 tomes*,
fig. 1744-750.   L. 18. ....
Mercure historique & politique dès le mois de
Janvier 1768. qui forme 12 parties par année, qui se relient en deux gros volumes,
& dont la suite paroit tous les mois, par
souscription, pour une année complette, que
l'on paye d'avance.   2. 5
Mœurs (*les*) par Mr. Toussaint, 1760. 1. 5

Nécessité du culte public parmi les Chrétiens,
établie & défendue par Mr. de la Chapelle,
nouvelle édition augmentée, 12. *2 vol.* 1747.
                                     2. 10
Nourriture (*la*) de l'ame, ou Recueil de Priè-
res pour tous les jours de la semaine, par
Mr. J. R. Osterwald, 8. 1766.   2 ....

OBservations & expériences sur diverses parties de l'agriculture par Mr. Formanoir de
Palteau, 12. 1768.   12
Ouvrages pour & contre les services étrangers,
par Mr. de Bochat, 8. *3 vol.* 1738. 2 ....

PAtriote (*le*) françois & impartial, ou Mémoires historiques de ce qui s'est passé de plus
remarquable au sujet de la Religion reformée
en plusieurs provinces de France depuis 1744
à 1752. avec des pieces pour & contre, 12.
4 *part.* 1768.   3 ....
Pensées générales contre le Déïsme, par Mr.
Rossect, 8. 1760.   6
Pieces curieuses concernant la famille Calas,
fournies par Mr. de Voltaire, 12, 1768. 8
———— le même 4.   8

SAra Th** nouvelle très-jolie, traduite de
l'anglois, 12. 1766.   L. 5
Secours (*nouveaux*) pour les corps arrêtés dans
l'œsophage, ou description de quatre instru-
mens plus propres qu'aucun des anciens mo-
yens à retirer ces corps par la bouche, in-
ventés par Mr. Venel, 12. *fig.* 1769. 10
Semaine (*la*) sainte, avec les devoirs des
Communians, par Mr. Ostervald, 8. 1766.
                                         1. 5
Sermons sur divers textes de l'Ecriture sainte par
Mr. Caillard, Pasteur à Dublin, traduit de
l'anglois, 12. 2 *vol.* 1761.   2 ....
Sermons de Mr. du Fresne, 8. 1737.   1 ....
Sermons de Mr. Jacques Saurin, Pasteur à la
Haye, *en gros caracteres & en XII. vol.
grand in-8.* 1762.   24 ....
Siecle de Louis XV. par Mr. de Voltaire, ser-
vant de suite au Siecle de Louis XIV. du
même auteur, *nouv. édition corrigée & augmentée*, 12. 2 *vol.* 1769.   2. 10
Syllabaire nouveau françois & latin, à l'usage
des enfans de l'Eglise catholique romaine,
12. 1769.   8

TEstament (*l'ancien*) exposé & éclairci par
demandes & par réponses, avec des courtes
explications & des remarques pour en faciliter l'intelligence, par Mr. le Professeur Polier, 8. XI. *vol.* 1764-766.   11 ....

---

*Nous possédons en outre, un fonds considérable
en Librairie en tous genres de Livres & facultés, Latins, François, Italiens, Anglois &
Espagnols, desquels nous envoyerons des ca-
talogues avec les prix aux personnes qui les
désireront.*